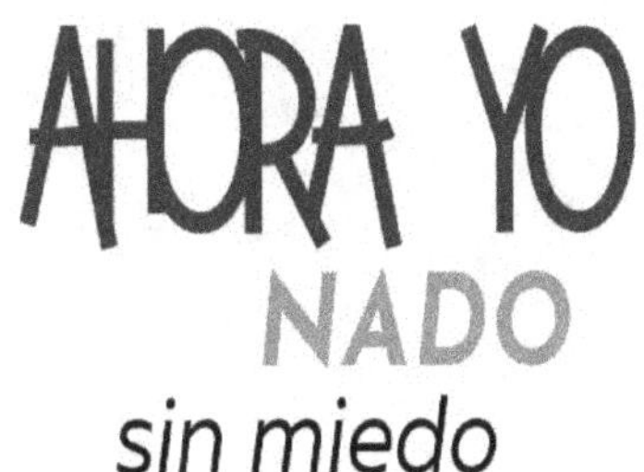

Susana Jiménez-Mueller

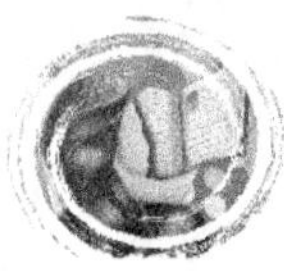

En recuerdo de mi hermana Gloria Elena, mi madre
Martina y mi padre Orlando. ¡Ojalá pudiéramos ir todos a la
playa!

CONTENIDO

RECONOCIMIENTO

Mi amor eterno a mis padres, Orlando y Martina (Marta), que me enseñaron a perseverar. Mi gratitud a mi mamá y Jon, mi esposo, por su apoyo mientras tomaba clases de natación, una tras otra, sin éxito. De manera especial a nuestra hija Rebeca, a quien apodamos dulcemente como Beca, por buscar siempre soluciones a mis problemas y encontrar el famoso recorte de papel que me abrió la vida a nuevas oportunidades; fue observadora en mis clases y mi cómplice en el agua.

Nuestro hijo, Zachary (Zack), y su esposa Maegan Beery-Mueller; mi suegra, Maxine Mueller; y mi cuñada, Gail Trenholm, por compartir mi viaje desde lejos. Elsie y Ernie Rodríguez, mis amigos de la infancia; Maria Rey, Vicky Beecher, Katherine Simmons, Sue Connell y nuestros nietos Xavier, Logan, Raiden y Brandt, por nadar conmigo.

Mi agradecimiento a Melon Dash por tener la claridad y apertura de mente y corazón para desarrollar el sistema de natación Miracle Swimming® dedicado a enseñar a las personas con hidrofobia, y brindarme su amistad. Gracias a todos los observadores de MSA por su paciencia conmigo.

Finalmente, mi agradecimiento a Angie Leslie, Spence Autry, Phil Lawlor y Melon Dash por leer el manuscrito y ayudarme a resolver y relacionar algunas ideas.

Gracias mil a Margarita Calleja por editar esta edición en español.

INTRODUCCIÓN

¿Alguna vez has sentido pánico al ver una piscina o has experimentado terror en el agua? ¡Yo sí! Ahora me doy cuenta de que desde la infancia tenía miedo al agua. A los treinta y siete años, finalmente me declaré hidrofóbica y a menudo le dije a mi familia y amigos que necesitaba un psico-terapeuta especialista en hidrofobia. No podía imaginar que a los cuarenta y nueve años, conocería a una persona que me enseñaría a sanar mi miedo al agua.

Este libro no es sobre la enseñanza del sistema de natación Miracle Swimming®, ni pretende ser una guía de MSA (Miracle Swimming® for Adults). Este libro describe el maravilloso viaje de cómo evolucioné de ser una persona con fobia al agua a ser una nadadora confiada, instructora de ejercicios aeróbicos acuáticos, y después instructora de natación. Mi propósito es compartir con los lectores el proceso de liberación del temor paralizante al agua.

El libro incluye mi diario, comenzando con la primera clase MSA. Estos diarios fueron anotados con letra "a mano" cada día que fui a la piscina. La mayoría de mis reflexiones diarias las transcribí textualmente, aunque en ocasiones creí necesario añadir algunas aclaraciones. Esas páginas del diario pueden ser útiles para las personas que ya están caminando su propio viaje de sanación de la hidrofobia, pero que en el camino pudieran estar cuestionando sus expectativas de lograr sus metas. Para otros, estas historias pueden ser una fuente de inspiración. Lo cierto es que espero que este libro les ayude a liberar al nadador que todos llevamos dentro.

Los nombres de algunos amigos fueron cambiados para mantener el anonimato, tal y como fue solicitado por ellos. La información que obtuve, producto de las investigaciones que realicé, aparece señalada e incluida en la bibliografía.

Los siguientes son términos y frases que encontrarás a lo largo del libro.

1. Aplauso de pie (Standing ovation): Una frase utilizada por Melon en clase mientras golpea la superficie del agua con una palma abierta - conocida como aplausos de agua.

2. Homefun: Tarea que se completa porque es divertida, un término original de Melon Dash (fundadora de MSA).

3. La Rueda: La rueda es un término utilizado cuando una persona realiza la misma acción repetidamente, sin poder encontrar una solución al problema.

4. Los Cinco Círculos (The 5 Circles™): Una ilustración de las fases emocionales por la que pasa una persona, pasando de estar tranquila a estar en pánico. El Primer Círculo se refiere a mantener la calma.

5. Mantenerse Mojado (Staying wet): Volver a la piscina y divertirse en el agua después que las clases de natación han terminado.

6. MSA: Miracle Swimming® for Adults (MSA).

7. Observador(a): Persona que cuida que el estudiante esté seguro en el agua pero que no interviene en su proceso.

8. Nací siendo Nadador (Born Swimmer): Un término utilizado por personas que se identifican como alguien que siempre tuvo la capacidad de nadar - nacido con la capacidad de nadar.

9. Nadar: Moverse en el agua – por encima o bajo el agua – de aquí a allá.

10. Next-Step: La segunda clase de MSA.

11. Snorkel: Tubo de buceo.

12. Snorkeling: Bucear con tubo. Por ser de uso frecuente en los deportes acuáticos, se utilizará el verbo "to snorkel" en el texto en español.

13. Staying in your body: Refiriéndose a mantener la calma, el Primer Círculo en el sistema MSA.

14. Toypedo: Un juguete de agua que parece un torpedo.

15. TSI: Transpersonal Swimming Institute – el nombre de la escuela de natación en el período de tiempo 2004-2005. TSI más tarde se convirtió en MSI y ahora es MSA.

1 - EL ATAQUE DE PÁNICO

Después de nuestra boda en noviembre de 1976, Jon y yo nos mudamos a un apartamento en el segundo piso de un condominio de Hialeah, Florida, cerca de Miami. El edificio tenía una piscina situada en el primer piso, bordeada por tres de sus lados, con sillas colocadas para el esparcimiento de los condóminos. Me llamaba la atención que la mayor parte del tiempo las sillas se veían vacías.

Un sábado temprano en la mañana, al comenzar las labores domésticas, recogí la ropa sucia en una cesta y me dirigí a la lavandería del condominio, situada en el mismo piso en el que vivíamos. Con paso rápido caminé por el largo pasillo iluminado solamente por la luz del sol que entraba por la puerta de cristal al final del pasillo. Esa puerta se abría a un amplio corredor donde la brisa matinal todavía refrescaba agradablemente el ambiente. En esa temprana hora del día, la sala de lavandería, contigua al corredor, estaba oscura. Así que llegué al final del pasillo y puse la cesta en el piso para descansar de la pesada caminata, y aliviar mis dedos rígidos por el peso cargado.

Abrí la puerta de cristal para entrar al corredor y avanzar hacia la lavandería. Al abrir los ojos, llegó hasta mí, desde la abrumadora distancia del segundo piso, la visión de la piscina bañada por los rayos del sol que producía el efecto de un baile de luz. La gran amplitud del paisaje magnificaba esa visión que me estremeció profundamente. En ese momento, sentí un vuelco en el estómago. Me tire de espalda contra la pared, cerré los ojos y me deslicé lentamente hasta que sentí el borde de la puerta de la lavandería y entré.

En la lavandería, sentí que mis pies se aferraban al suelo. Al igual que las anclas de un barco, mis pies me mantuvieron en el sitio mientras me balanceaba en oleadas de náuseas. Sentí que la sangre se me enfriaba en las venas, y mi garganta se cerraba. Sentí que no podía respirar. Me incliné sobre la lavadora más cercana hasta que el latido de mi corazón se normalizo. Sentí un miedo aterrador ¡Más tarde supe que había tenido un ataque de ansiedad!

En los días siguientes, lidié silenciosamente con las implicaciones de la experiencia tan debilitante que había vivido y supe que tenía que entender lo que me angustiaba; y que necesitaba ayuda para encontrar la forma de sanar. Tiempo después acepté que tenía terror al agua y a las alturas.

Veintisiete años más tarde, después de muchos intentos de aprender a nadar, literalmente cayó en mi regazo la llave y el método para sanar mi temor paralizante al agua, y comenzar a sanar el miedo a las alturas.

2 - ¿MANEJAR O SANAR EL MIEDO?

Como científica, tengo curiosidad por saber cómo funcionan las cosas. Por lo tanto, mi enfoque para entender mi miedo al agua se volvió sistemático. Después de muchos años de clases de natación que no resultaron en lo deseado - yo nadando - me sometí a la hipnoterapia y a estudiar cómo el miedo podía ser manejado o erradicado. Investigué métodos para manejar el miedo:

- Estudié la conexión cerebro-cuerpo; y
- devoré información sobre las técnicas utilizadas por los psicólogos para desensibilizar a las personas fóbicas ante el objeto de su miedo.

Hay excelentes libros sobre cómo manejar el miedo, pero manejar el miedo en un medio como el agua puede resultar mortal ya que el pánico puede superar rápidamente a una persona que no logre manejar su ansiedad. A menudo se les dice a los nadadores de mar abierto o de lagos grandes, que se centren en su respiración o cuenten, si aparecen signos de ansiedad cuando estén en aguas profundas; lamentablemente esto no siempre funciona. Manejar el miedo en un ambiente acuático no es la respuesta; sanar el miedo, por pequeño que sea, es la respuesta.

Desde el principio de los tiempos, nuestros cerebros evolucionaron para ayudarnos a hacer frente a los desafíos diarios, lo que indica una conexión cerebro-cuerpo.

El neurocientífico Dr. Paul D. McLean, quien denominó al inconsciente y al consciente, como el cerebro "viejo" y el cerebro "nuevo" respectivamente, explica que el viejo cerebro está compuesto por el cerebro reptil y el sistema límbico. El cerebro reptil es responsable de la supervivencia básica: el mecanismo de lucha y huida, la necesidad de reproducción y de nutrirse. El viejo cerebro está continuamente preguntando: "¿Es la situación segura?" (Hendrix, 1988).

El nuevo cerebro lo constituye la corteza cerebral, y entre sus muchas funciones, razona, organiza y planifica. Según los expertos, ésta es la parte del cerebro que identifica y piensa como nuestro "yo".

¿Por qué es esencial entender el papel del viejo cerebro? ¿Por qué no podemos decirle a nuestro viejo cerebro que hemos terminado con el miedo y que se vaya? La respuesta se hace evidente cuando entendemos cómo funciona cada parte del cerebro, el viejo y el nuevo, y que ambas partes siempre se comunican.

El Dr. Hendrix, autor de *Getting the Love you Want*, explica el modelo del Dr. McLean fácilmente. Dice que una de las diferencias cruciales entre los dos cerebros es que el viejo cerebro no esta plenamente consciente del mundo externo. Se basa en las imágenes y la información que proviene del nuevo cerebro, nuestra mente consciente.

El viejo cerebro no percibe el tiempo; no sabe que hubo un ayer o un hoy, o que mañana puede ser diferente. Una experiencia que nos sucedió de niño es tan vívida como si ocurriera ayer: "El pasado y el presente conviven en tu mente". (Hendrix, 1988).

Por otro lado, el nuevo cerebro está siempre ocupado trabajando, aprendiendo y alimentando de información al viejo cerebro. Juntos, los cerebros comparan sus notas dentro de una serie de intercambios rápidos, analizando conjuntamente cada situación que la persona enfrenta. Aquí les doy un ejemplo usando una deliciosa comida: el helado.

Supongamos que nuestro personaje hipotético llamado María a quien vamos a situar en el relato cuando va a una nueva heladería. Ella entra en el establecimiento e inmediatamente su nuevo cerebro crea imágenes de helado servido en conos, tazas y barras. La heladería y el helado, junto con diversos sabores y texturas, son comparados por su viejo cerebro con la información almacenada. Todas las imágenes son placenteras, la señal es enviada, y María ordena un cono de fresa. Mientras el asistente entrega a María el cono, aparece una imagen de "precaución". Al instante, ella pide servilletas porque la última vez que María compró un cono de helado, el contenido se cayó, ¡y se chorreó de helado en lugar de comérselo! Pero en esta ocasión, ella termina de comer el helado, y el cono sobrevive hasta el último bocado.

Cuanto más a menudo María coma un cono de helado que sobreviva hasta la última mordida, menos a menudo el viejo cerebro activará una señal de precaución. ¡Hasta que un día, María pide un cono y no pide servilletas extra!

En cierto sentido, María se ha desensibilizado del temor de perder el helado, porque las experiencias placenteras de comer helado hasta el último bocado se fueron acumulando en el viejo cerebro, compensando y anulando la desagradable experiencia que había tenido en la ocasión en que se chorreó de helado.

Este sencillo ejemplo ofrece una comprensión profunda de cómo podemos erradicar el miedo de nuestras vidas. ¿Cómo hacerlo? Según investigadores de la Universidad de Nueva York (NYU), extinguir el miedo es una de las maneras en que podemos lidiar con la ansiedad. El estudio de la NYU afirma: "La extinción del miedo, que ha sido examinada en una serie de especies, implica la exposición repetida al temido evento sin consecuencias negativas". (Capizzi & Devitt, 2008).

Podemos curar el miedo haciendo contacto con el agua de forma sistemática y metódica. ¿Suena loco o aterrador? ¡Sí lo es! Considera que el viejo cerebro, tu inconsciente, no sabe cuándo o dónde estás en el tiempo, y tu miedo al agua es tan accesible como la primera vez que la percibiste como peligrosa.

Paralelamente a estos hallazgos, los genetistas encontraron recientemente que los temores pueden transferirse de generación en generación. Según el Medical Daily, una fuente en el Internet: "El miedo puede modificar nuestro ADN e influir en el comportamiento de las generaciones futuras. Según un estudio de Nature Neuroscience, cuando un antepasado vivió una experiencia aterradora y logró sobrevivir, su maquinaria genética cambió, manifestándose como una fobia que se transmite a los descendientes." (Sergo, 2013)

O sea, si tienes miedo de la oscuridad, tal vez uno de tus antepasados casi muere en ella. Si tienes miedo del agua, tal vez uno de tus antepasados casi se ahoga. (Hayes, 2014)

El miedo puede ser eliminado a través de la desensibilización, ya sea que éste hubiera sido adquirido durante nuestra vida (a través de alteraciones epigenéticas) o transmitido a través de cambios epigenéticos. El epigenoma, construido por compuestos químicos, puede cambiar a lo largo de la vida de una persona. (Instituto Nacional de Investigación del Genoma Humano, 2016)

Sospecho que la atención bien intencionada de Martina, mi madre, literalmente provocó que me surgiera el miedo al agua, Primero, por la forma en que me "protegió" del agua: ya fuera manteniéndome en aguas poco profundas en la playa o siempre recitando sus peligros. Entonces, a través de un vector muy orgánico totalmente desconocido para cualquiera de nosotras en ese momento, habían ocurrido cambios epigenéticos que fueron transferidos a mi en su vientre.

Mucho antes de tener esta información, instintivamente sabía que la única manera de nadar era encontrar un terapeuta que fuera instructor de natación. Algún tiempo después, encontré una clase de natación terapéutica que proporcionaba un método para limpiar la pizarra y sobrescribir mis recuerdos.

Sí, el miedo al agua puede ser sanado 100% garantizado. Durante los últimos treinta y cinco años, Melon Dash ha estado dando pruebas vivientes. Más de tres mil personas mundialmente han entrado en sus clases con pánico y se convirtieron en nadadores ¡incluyéndome a mí!

MSA enseña cómo superar el miedo al agua. Melon Dash desarrolló el sistema de los 5 Círculos™ . Su teoría de los Cinco Círculos afirma que hay cinco etapas entre la calma y el pánico. El cuerpo debe estar tranquilo para sanar el miedo al agua, y para absorber la información que proviene de sentir o experimentar en el agua. Por ejemplo, ¿cómo se siente cuando se tira al agua o mientras empuja el agua? ¿El agua está caliente o fría? ¿Le hace cosquillas o masajea su piel? (Dash, 2006).

Esta metodología enseña al estudiante a progresar en el agua cómoda y lentamente, nunca intentando exhibir una habilidad que no sea divertida para el estudiante o que éste no tenga curiosidad por probar. (Dash, 2006). El método combina la instrucción "en seco" junto a la piscina y naturalmente, dentro de la piscina. La instrucción "en seco" incluye discusiones sobre el miedo y cómo entender el proceso de curación. En el agua, el instructor ayuda, observa, estimula suavemente, y sirve como guía en el ambiente recién encontrado.

Su libro, *Conquer Your Fear of Water*, detalla el método y explica la información crítica para superar el miedo al agua. En sus clases, proporciona al estudiante un manual y muestra como el control que el estudiante ejerce sobre las situaciones desafiantes que se le presenten es el ingrediente esencial para estar cómodo en el agua y aprender a nadar. (Dash, 2006)

Para todos los que sentimos y vivimos con miedo, sabemos que esa falta de control aviva el miedo; el eslabón perdido en la cadena de sanación es aprender a tener autocontrol y mantenerse fiel a sí mismos.

Mientras más lenta me movía en el agua, más aprendí, y más rápido me sentí segura en el agua. En mi experiencia, personifiqué las enseñanzas de MSA mediante la exposición repetida y frecuente al agua. En este libro, he documentado más de cien visitas a la piscina, experimentando poco a poco una agradable desensibilización ¡un viaje increíble!

Vale la pena señalar que una nueva terapia, identificada como Terapia de Interrupción de la Memoria discutida en la revista Scientific American Mind (Ahmed, 2017), amplía el principio de Terapia de Exposición discutido anteriormente. Afirma que si a una persona temerosa explora su miedo durante un minuto y luego se expone a la situación de temor, en condiciones controladas, diez minutos más tarde, la persona recibe un beneficio equivalente a tres horas de exposición. Esta información es emocionante y, en mi opinión, apoya el enfoque de MSA.

Los resultados exponenciales se pueden obtener a partir de una hora de sesión "en seco" al lado de la piscina explorando lo que nos hace temer el agua, seguida de dos horas de piscina experimentando el ambiente acuático, seguro y controlado.

3 - REFLEXIONES

No sé cuándo comenzaron mis miedos al agua y a las alturas, pero como muchos adultos que temen el agua, rastreé mi ansiedad hasta uno de mis padres: mamá. Ella sufrió una pésima experiencia en el agua cuando era niña. A la edad de siete años, trató de cruzar el río que colindaba con la casa de mi abuelo en Cuba, y una prima la mantuvo bajo agua durante mucho tiempo, casi una eternidad para mi madre. ¡Fue el comienzo de su miedo al agua y el mío!

Reflexionando sobre mis primeros años, ciertamente experimenté incidentes que percibí como peligrosos. Por ejemplo, en mi primer cumpleaños, recuerdo que corrí a lo largo de nuestra casa, saliendo por la puerta trasera, tropezando y cayendo en un charco de agua. Todos, especialmente mamá, hicieron un alboroto grandísimo, revisándome de la cabeza a los pies.

A los tres años, vi que mi hermana mayor, Gloria, estaba siendo bautizada por inmersión en un río. ¡Pensé que el pastor la estaba matando! Traté de correr hacia ella y salvarla, pero la señora que me estaba cuidando, sostuvo mi brazo firmemente, y allí me quedé, bajo el frondoso flamboyán, observando desesperadamente como mi hermana se hundía una, dos, y tres veces.

La vi fuera del agua, con su vestido blanco, empapada, cuando las personas la abrazaban y cantaban canciones sobre la muerte y la resurrección. No entendía las palabras, pero creo que entendí el concepto de la muerte. En retrospectiva, ella estaba tan feliz como la persona que la sostenía en los abrazos ceremoniales, a pesar de mi percepción sesgada. Éste fue otro mal recuerdo, y con ellos, mi cerebro límbico continuaba alimentándose con fantasmas para pesadillas.

En Cuba, a menudo íbamos a la playa de Caibarién, y mamá caminaba al borde del agua, llamando a mi padre y a mi hermana para que regresaran a la orilla. Mamá actuaba como un "pollo criando patos"; graznando cuando los patitos estaban en el agua, porque ella no podía ir tras ellos.

Durante esos tiempos, yo jugaba en la orilla bajo su ojo sigiloso y me apartaba cuando veía que el agua me daba un poquito mas arriba de mis tobillos. Puedo imaginarme a mamá, muy triste, asumiendo que ella no tenía control, incapaz de protegernos del agua traicionera. Más tarde en la vida, llegué a entender cómo se sentía.

A los cinco años de edad, la familia salió de Cuba, cruzando el Caribe en un barco de pasajeros, sin recuerdos acuáticos perjudiciales. Cuando llegamos a Venezuela, un país muy montañoso, se me añadió subconscientemente una nueva dimensión a mi sensibilidad: el miedo a las alturas.

Fuimos recogidos por mi tío Máximo en el Puerto de Maiquetía. Después de cargar el carro, nos dirigimos hacia San Felipe en una estrecha y sinuosa carretera de montaña de dos vías, en un viaje de cuatro horas en aquellos días. Yo tenia sarampión y fiebre.

Mi madre me sostenía fuerte cada vez que pasaba un autobús o camión grande, exclamando bajo su aliento, –¡Ay,

Dios mío! Nos dirigimos hacia el sur abrazando la cara de la montaña y llegamos a San Felipe sanos y salvos, después de medianoche.

Semanas más tardes, una vez instalados en nuestra casa y ya con una rutina de vida, papá descubrió una playa. Nuestra familia hizo muchos viajes de fin de semana para bañarnos en el océano y disfrutar del sol. Conservo hermosos recuerdos de los paseos en tren y la deliciosa comida de pargo frito, mezclados con muchos recuerdos de mamá llamando a papá y a mi hermana para que regresaran a la orilla. La playa de El Palito es rocosa, no como las arenas blancas de nuestra Cuba, y mamá no podía caminar fácilmente sobre las rocas. Para no alejarse de nosotros, se sentaba en las rocas grises, bajo el sol ardiente, completamente vestida con saya y blusa. ¡Debe haberse sentido tan acalorada y miserable!

Tampoco yo podía pararme lejos de la orilla, en aguas poco profundas, debido al intenso oleaje que podía arrastrarme, pero era demasiado chiquitica para entender la razón de la precaución de mi madre.

En esos días, hubo un suceso desventurado porque uno de los amigos de Gloria fue víctima de un ataque de tiburones en otra playa. El incidente sacudió a la pequeña comunidad inmigrante de San Felipe y me dejó una huella indeleble, especialmente después de la muerte del joven. El velorio, se celebró en la sala - una pequeña habitación con una ventana- con sillas de madera a lo largo de las paredes dispuestas para la ocasión, y el ataúd delante y en el centro. Estuve asustada. La familia, vestida de luto negro, gemían diciendo que sólo algunas partes del cuerpo estaban en el ataúd. Hablaban italiano con tonos silenciosos. Recuerdo como si fuera ayer, los sonidos del llanto de los presentes y de mi hermana; la sala llena de un aire caliente que hacía más penosa la estancia y el sonido lastimoso del llanto inconsolable de la madre del muchacho. Mi miedo tomó raíces más profundas. Tenía ocho años.

En la mezcla de recuerdos, también escucho a un grupo de gentes gritando al tío Máximo que flotaba sobre una llanta en la playa –¡Tiburón! Sal del agua. ¡Tiburón!

Al año siguiente, estábamos listos para abordar el barco de pasajeros, el "Virginia de Churruca", que nos transportó a los Estados Unidos. En el muelle, aterrorizada, me negué a cruzar la pasarela suspendida sesenta pies o más de la superficie del agua, desde el muelle hasta el vientre negro del barco. Temblaba profusamente y sostenía mi actitud, no iba a moverme. Esto fue un dilema para mi padre, que ahora tenía que lidiar no sólo conmigo, la niña asustada, sino también con mi madre que no escondía su preocupación.

Recuerdo que mamá le dijo a papá: –Viejo, tal vez la niña, está viendo algo que no estamos viendo nosotros.

¡Ella le dio un lugar a mis miedos!

Finalmente, después de que papá me tranquilizó, asegurándome que todo estaría bien, crucé el puente con mi cara enterrada bajo su brazo derecho. Mamá se aferró a su otro brazo y entramos en el barco. Creo que este episodio cimentó el miedo a las alturas en mí. Hasta el día de hoy, no recuerdo cómo ni cuándo mi hermana abordó la nave.

El viaje transcurrió sin incidentes, y al igual que nuestro primer crucero marítimo, no me afectó. Yo soñaba con el comienzo de una nueva vida que nos esperaba en Union City, Nueva Jersey. El comienzo incluiría un nuevo idioma, nieve, y aprender a caminar sobre hielo.

Trágicamente, perdí a mi padre meses más tarde; fue un golpe muy duro. Muchas veces pensé que mi padre hubiera sido la persona que hubiera podido enseñarme, con cariño, a nadar.

Mamá, Gloria y yo nos mudamos a Miami en 1965. Aunque con playas accesibles, rara vez fuimos.

Pasó el tiempo, y a pesar de no visitar la playa, la playa vino a nosotras en historias que mi mamá contaba de huracanes, y de un tsunami que azotó a Cuba hacía años. Ella siempre estaba relatando los peligros del agua, especialmente la amenaza de los tiburones en el océano.

Más tarde, cuando era adolescente, fui a menudo a la playa con mi amiga Elsie, su hermano Ernie y su padre. Los cubanos de Miami apodaron a esa playa Los Pinitos, una playa de la bahía con aguas tranquilas y cálidas. Yo me aventuraba hasta la cintura, y mis pies se hundían en la arenilla suave, cálida y gris.

Mis amigos sabían que yo no nadaba, así que disfrutamos caminando en las aguas poco profundas, o parados, hablando durante horas como hacen frecuentemente los adolescentes fuera del agua. Ellos eran geniales, me daban espacio y nunca me juzgaban. Una vez me fui demasiado lejos de la costa y de repente no sentí el fondo arenoso de la playa bajo mis pies. Mi corazón se aceleró, y nadé como una cachorra hasta que los dedos de mis pies tocaron el suelo de nuevo.

La mayor parte de esos días de playa en Miami fueron encantadores y los recuerdo con cariño y una grata sensación de independencia. Uno de mis grandes placeres en Los Pinitos era meterme en la playa hasta una profundidad del agua a la cintura mientras comía papas fritas de barbacoa. Hasta el día de hoy las papas fritas de barbacoa me recuerdan la magia del agua salada, los calurosos días de verano y los cubanos de Miami aprendiendo a ser estadounidenses.

15

4 - LA JOVEN ESPOSA NO NADA

A menudo, mi esposo Jon me invitaba a bajar a la piscina del condominio, pero siempre tuve una excusa para no acompañarlo. Fui especialmente reacia a ir desde que tuve el ataque de pánico, cuando fui a la lavandería. Estos sucesos no se los había comentado a Jon.

En algunos fines de semana, fuimos a la playa donde Jon acostumbraba a nadar o esquiar. Yo me quedaba en la orilla, caminando y recogiendo conchas marinas, con una pesada carga emocional a cuestas porque me sentía inferior a los demás. En realidad, quería ocultar la verdad: estar en el agua me "petrificaba" de angustia.

Curiosamente, siempre disfruté de la vista del agua con sus tonos azules y deseaba poder ser como todos los demás, los que se sumergían en el mar o en una piscina, nadando lejos. Mi escena favorita de la película Historia del Mundo Parte I de Mel Brooks - es cuando las preciosas bailarinas acuáticas en trajes de baño negros y gorras de baño blancas, saltan en el agua una a una, de lado, con los brazos extendidos y los dedos apuntando hacia el fondo.

Desde que tuve el ataque de pánico, pasaron siete años sin que yo entrara al agua. Luego, planeamos un viaje a Sanibel Island, Florida, y Jon hizo reservaciones en un pintoresco complejo. Antes de partir, decidí que en el viaje lo sorprendería. Emocionada, fui a inscribirme en una escuela de natación para aprender a nadar en una semana. ¡Sí, una semana! Se pueden imaginar que fue un objetivo muy arriesgado, pero yo era joven y estaba llena de expectativas.

Mis clases de natación eran por las noches después de salir del trabajo, en una piscina administrada por la YMCA. La primera noche entré hasta la cintura, el instructor me dijo que cerrara los ojos y flotara de frente. ¡Fue fácil!

Durante la tercera sesión de clase, floté y decidí abrir los ojos, y en ese instante perdí toda la tranquilidad y seguridad que había sentido porque ¡ PERDÍ la estabilidad! El temor al agua, atizado por mi posición relativa respecto al agua me apareció repentinamente: el fondo de la piscina estaba ABAJO, y yo estaba ARRIBA, AHÍ, en la superficie del agua. No regresé a clase. Jon y yo fuimos a Sanibel, y dolorosamente, recogí más conchas marinas.

Mientras tanto, nuestra pequeña familia creció, y nos mudamos a Central Florida; tuvimos una hija, Beca, quien en su momento estuvo lista para tomar clases de natación. Armada con el coraje de ser madre, llevé a Beca a clases de natación, mientras que yo soportaba sudores fríos, presenciando lo que suponía que era su angustia en la piscina.

—El agua está fría mami — me decía, quejándose.

Mi corazón se hundía cuando me decía que el agua estaba fría, pero me mantuve firme para ella y por mi.

Beca aprendió a nadar en poco tiempo y para entonces Zack, nuestro segundo hijo, usaba en el agua un chaleco salvavidas para niños pequeños. Durante sus clases, yo pasaba el tiempo parada en el borde de la piscina con ellos, siempre con el temor de que algún niño chocara conmigo y me hiciera caer al fondo de la piscina.

Nuevamente decidí intentar aprender a nadar, y me inscribí en otra clase de natación para adultos. Esta experiencia que voy a relatar me dejó muy avergonzada y frustrada. Con el entusiasmo de aprender a nadar me hice de unas gafas para agua con las que podía ver el fondo de la piscina. Sin embargo, al ver el piso, en muchas ocasiones me quedaba paralizada frente a una pared imaginaria, pero percibida con mucha realidad, situada entre el agua y yo. Sentía los pies plantados firmemente en el piso de la piscina, las piernas temblorosas, y yo no podía superar mi miedo y flotar.

Ocasionalmente, durante las clases me animaba a maniobrar con un flotador delantero – *kickboard*. Usé el *kickboard*, siempre temiendo que perdería el agarre y cayera, y, aunque nunca sucedió, la terrible experiencia subjetiva aumentaba mi miedo.

Después de algunos veranos de clases y frustraciones, un sábado, Jon y yo fuimos a la piscina con los niños.

Esa vez me sentí muy valiente, y llamé a Jon, quien estaba junto a la piscina, en actitud relajada.

—¡Oye, mírame!

Había logrado nadar hasta una pared que estaba aproximadamente a unos cinco pies de distancia, en un tramo que tenía una profundidad de cuatro pies. Me sentía relativamente bien cuando repentinamente me encontré con una camarilla de niños que nadaba debajo y alrededor de mí. Me sentí profundamente asustada y no me atreví a volver a una piscina.

5 - OTRO VERANO

Cuando los niños fueron mayores, llevamos a la familia a Negril, Jamaica, para pasar el fin de semana del 4 de julio. La intensa belleza de la playa que se dibujaba en el paisaje como una acuarela de azules, la arena cremosa, los pintorescos barcos, entrelazados con los aromas de la comida caribeña y el aire salado, me mantenían con una sensación ligera y relajada.

Todos los días, temprano en la mañana, caminábamos por el sendero que llevaba a la playa donde pasábamos el día; regresábamos a la cabaña tarde en la noche cuando el sol se ponía. En el viaje, aprendí a usar un *snorkel* a una profundidad de un pie de profundidad, luego avancé a cuatro pies, donde jugué con los niños. El agua tranquila y cálida me hizo sentirme en la cima del mundo, deseando nunca irme. Tal era mi sensación de bienestar.

Al final de las vacaciones, mientras esperábamos el autobús que nos llevaría al aeropuerto, de repente, me metí de nuevo en el agua, sin importarme que ya estaba vestida para partir. Estoy segura de que le habrá parecido muy peculiar y extraño a los trabajadores del hotel, ver a una mujer retozando en el agua, totalmente vestida pero no me importó.

¡El gozo del agua que me había sido vedado tantas veces, no quería que terminara!

De vuelta a casa y con renovada esperanza, como sucedía cada verano, quise encontrar una solución a mi problema. Esta vez opté por la hipnoterapia, y durante una de las sesiones, regresé a la edad de seis meses. En la regresión, recordé a papá, y mamá cuando estábamos visitando una casa con un pozo de agua amplio, profundo y cuadrado. Mientras estaba en los brazos de mi madre, escuché a papá decir: "Cariño, por favor ten cuidado y sujeta a la niña fuerte, para que no caiga". Esta memoria, liberada en la terapia, se centró en otro conjunto de detalles de mi ya extensa lista de peligros ante el agua y las alturas. ¿Me imaginé este evento o realmente sucedió? Nunca podría estar segura, pero, a pesar de todo, mi cerebro creía en el recuerdo.

El hipnoterapeuta me enseñó un ejercicio de relajación progresiva, con instrucciones para ejecutarlo todas las noches. Consistía en imaginarme vestida con un traje de buceo completo, al estilo de Jacques Cousteau, entrando en el océano desde una playa. Debía entrar lentamente con el oleaje, caminando cada vez hacia mayor profundidad, mientras miraba los peces a mi alrededor. No funcionó. La última vez que intenté este ejercicio, sentí que mi garganta se cerraba, y tuve que retirarme de la visualización. Dejé de practicar los ejercicios de relajación progresiva, aunque continué con las sesiones de hipnoterapia, todavía esperanzada.

En los meses de invierno, además de las sesiones de hipnoterapia, me auto prescribí visitas a un gimnasio local con una pequeña piscina de terapia poco profunda. La piscina estaba bañada por una luz amarilla que creaba un ambiente de tranquilidad. Todos los días después del trabajo, flotaba sola en la piscina amarilla; todos los días era lo mismo. Me empujaba del lado de la pared de la piscina, y flotaba en el agua lechosa, caliente, muy clorada, hasta que llegaba al otro lado, a casi tres pies de distancia.

El verano llegó de nuevo, y me inscribí en lo que creí que era mi última clase de natación. Sin embargo, el esfuerzo fue en vano, y el resultado siguió siendo el mismo. Todavía no me había dado cuenta del hilo que ataba la experiencia alentadora de Jamaica y la piscina de terapia - ¡El agua tibia! La hipnoterapia sólo me había ayudado a entender las raíces del miedo, no a curarlo. Así que renuncié, y me declaré hidrofóbica. Además, terminé con las clases.

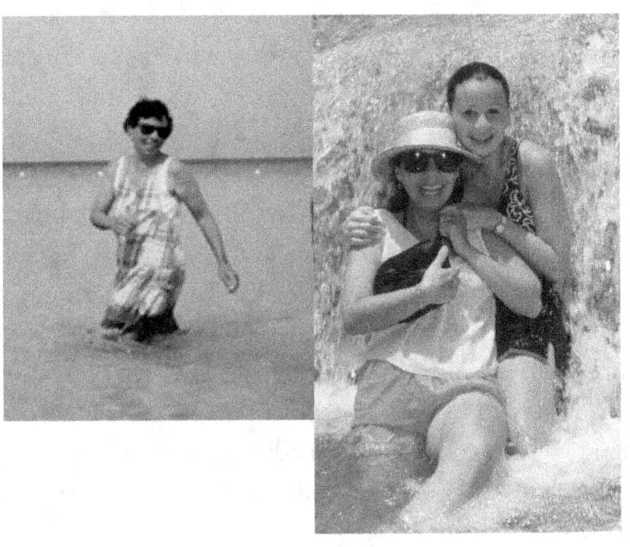

FIGURA 1 – GOZANDO EN JAMAICA

6 - LOS AÑOS DE NAVEGACIÓN

Al igual que muchos floridanos, Jon y los niños deseaban estar en el agua y esquiar, por lo que en 1992 comenzaron nuestros años de navegación. Yo también iba con ellos, y siempre llevaba un chaleco salvavidas –¡La seguridad primero!

Aprendí a conducir el barco y recoger a los esquiadores. Para mí, era difícil disfrutar la navegación bajo el sol caliente de la Florida, sin refrescarme en el agua como todos los demás hacían. De esta manera, me sentí doblemente autoexcluida.

Navegamos durante todo el año, en el verano y en el invierno, en Rainbow River, en Tampa Bay, y en Eagle Lake.

Un día nos quedamos atascados en la bahía de Tampa durante la marea baja, y tuve que salir del barco y equilibrarme en un pilote para que Jon, y mis hijos empujaran el barco hacia aguas más profundas. Sólo cabía un pie y la punta del otro en la madera estrecha y resbaladiza. No importaba ni la profundidad del agua ni si tenía un chaleco salvavidas, ¡caerme no era una opción!

Ponerme en tales situaciones repetidamente se convirtió en un episodio desgarrante, pero me negué a quedarme en casa mientras mi familia disfrutaba de la navegación. No quería que los niños crecieran con recuerdos de mamá escondiéndose en casa. Pero no puedo decir que todos los momentos de navegación fueron tortura. En algunos viajes, tuve suerte y me bajeé del barco a aguas cálidas, tranquilas, claras que me llegaban a la cintura. Otras veces, fuimos a una isla, y podía salir y recoger más conchas marinas. ¡Puedes imaginar la colección que ya tenía!

Los navegantes viejos dicen que los dos días más felices de la vida son el día que compras un barco y el día que lo vendes y tal fue el caso para mí. Sin el barco, no me preocuparía por ir a la piscina, la playa, o estar en el barco pensando: ¡Sólo el cielo sabe lo profunda que es esta agua!

A estas alturas, los niños nadaban como peces, y mi trabajo ya estaba concluido ¡No había trasmitido a mis hijos el miedo al agua! ¡Al fin que podría seguir viviendo mi vida como una hidrofóbica!

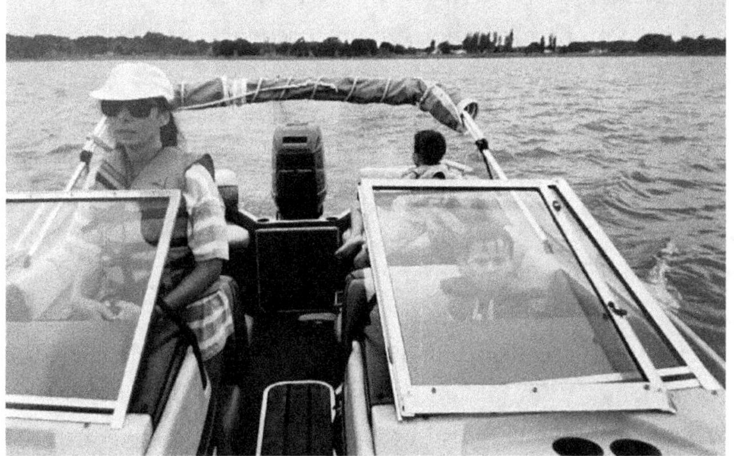

7 - EL RECORTE DE PERIÓDICO

A finales de la primavera de 2004, Beca trajo a casa un artículo de St. Pete Times sobre adultos hidrofóbicos que aprendieron a nadar. En él se narraba que Melon Dash había impartido un curso de MSA en Safety Harbor, Florida, justo al otro lado de la bahía de mi lugar de residencia.

Mirando la foto de las personas flotando boca abajo le dije:

–Gracias Beca, pero estoy bien siendo hidrofóbica. Yo he realizado mi mejor esfuerzo para aprender a nadar. Creo que no estoy destinada a ser una nadadora.

Miré su cara y noté en ella un rostro de decepción. Con una débil sonrisa, doblé el artículo y lo dejé a un lado, pero no lo tiré a la basura.

Me encontré con el recorte de periódico un par de veces ese verano. Finalmente ordené el video explicando el sistema 5 Circles™. Al ver el video sentada en el borde de mi cama, entré directamente en un ataque de ansiedad. Me levanté bruscamente y lo apagué, sin percatarme de que estaba reforzando mi creencia de que no era nadadora, y que no estaba destinada a ser nadadora ¡y eso fue todo! Poco a poco me fui restableciendo, pero en mi interior las convicciones erróneas se fortalecían.

Sin embargo, cerca del final del verano, me encontré nuevamente con el artículo mientras limpiaba nuestra oficina, y, siguiendo el impulso, decidí retomar la lectura del recorte, ya un poco amarillento.

Al recordar ese repentino interés, pienso que nunca renuncié a la idea de nadar, a pesar de que constantemente pensaba lo contrario.

Le puse un correo electrónico a Melon Dash, que contestó rápidamente, informándome que ya no enseñaba en Safety Harbor.

A través de un intercambio de correos muy empáticos, le propuse que impartiera el curso en otra sede.

—¿Qué tal Orlando? Orlando es la meca turística de Florida—le dije.

—Anunciaré la clase, y si consigo ocho estudiantes, daré una clase en Orlando.

Estaba emocionada con la posibilidad de que Melon consiguiera ocho estudiantes y que diera clases en Orlando. Bajé corriendo las escaleras de la casa para encontrar a Jon y preguntarle si le importaría que yo gastara unos pocos cientos de dólares para "fallar" en otra clase de natación. Después de todo, el curso de estas vacaciones que yo anunciaba sería una propuesta costosa en una empresa arriesgada. Sin embargo, Jon, alentador, me contestó:

—¡Regístrate en la clase! No sabrás si aprenderás hasta que lo intentes.

En un día, Melon no sólo había cumplido con el mínimo de ocho estudiantes, sino con nueve. Ella me preguntó si planeaba inscribirme, y sin dudar exclamé: —¡Sí!

Me uní al curso de natación de una semana de duración dos semanas más tarde. Ya éramos diez estudiantes.

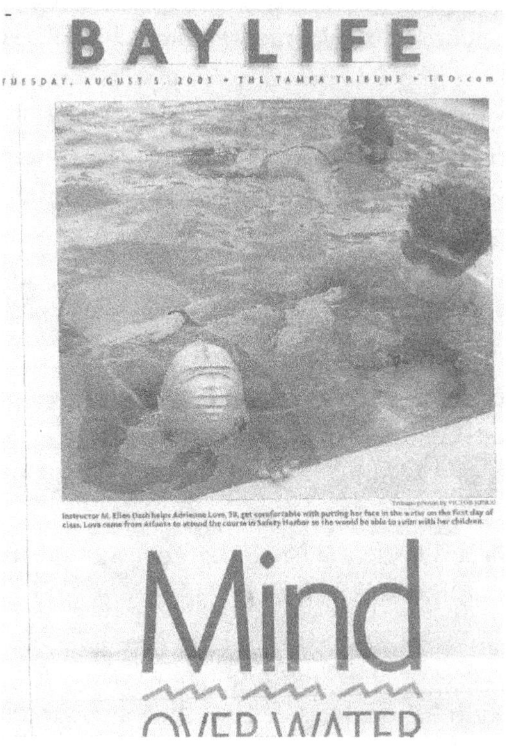

FIGURA 3 – EL FAMOSO ARTÍCULO DE PERIÓDICO

8 - LOS DIARIOS - UNA VISIÓN EN GENERAL

"Aunque todavía recordaras que una vez tuviste una experiencia aterradora, ya no tendrá ningún poder sobre ti ¡Serás libre!" M. Dash

En la primera semana de agosto de 2004, me uní a otras nueve mujeres para el curso de natación de vacaciones de una semana, con grandes expectativas.

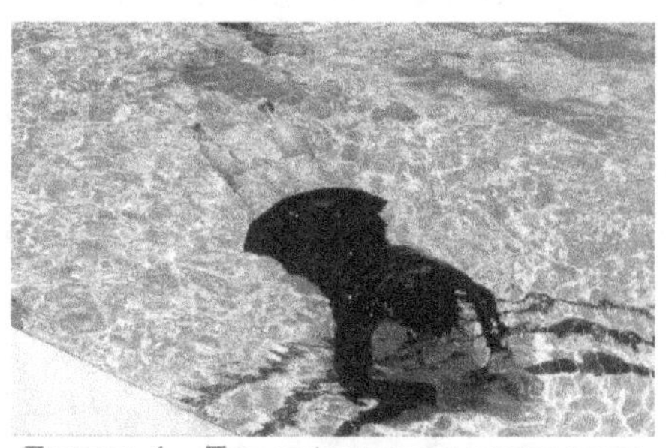

FIGURA 4 – TODAVÍA EN LOS ESCALONES

Los primeros tres días de clases fueron desastrosos, y me sentí terriblemente mal pensando que había desperdiciado cientos de dólares, mientras veía a otras compañeras divirtiéndose, trasladándose en el agua de aquí para allá. Entonces, algo espectacular me sucedió, de manera que los últimos dos días fueron indescriptibles. De repente, mis remordimientos se evaporaron, y mi tiempo, esfuerzo y dinero invertido, fácilmente validaron el costo del curso y el hotel.

A mediados de la semana, como parte de la tarea (Homefun) asignada, tuvimos que escribir una carta al agua, en la que debíamos expresar cómo nos sentíamos estando en el agua. Una vez terminada la primera carta, los papeles se invertirían, y yo tomaría el papel del agua que me escribe una carta que aborda mis preocupaciones. No conseguí tomar el papel del agua y escribirme. En cambio, mi carta al agua fue muy larga, y, antes de darme cuenta, me quedé dormida. Tuve una epifanía mientras escribía la carta al agua. En la carta, explicándole cómo me sentía, reconocí que antes de poder nadar, necesitaba perdonar a mamá por transferirme su miedo al agua.

A la mañana siguiente, durante la sesión de la clase al lado de la piscina, escuché atentamente a todas las compañeras mientras compartían sus cartas. Confieso que no tenía ganas de compartir mi carta, pues me sentía vulnerable y con dificultad para encontrar palabras para expresarme, pero cuando Melon me miró, tomé una larga respiración y comencé a leer mi carta. Emocionalmente agotadas, todas entramos a la piscina en silencio.

Las lágrimas inundaron mis gafas de baño esa mañana mientras temblaba en la esquina poco profunda de la piscina azul pálida. Finalmente sentí que perdoné a mi madre, que había muerto dos años antes, y floté por primera vez, libre y sin miedo. Al día siguiente, observé como nuestra instructora demostró un rudimentario estilo de natación de braza. En ese momento sucedió el primer milagro; sin pensarlo, me agregué a la línea de las estudiantes, dejé caer las rodillas, doblé la cintura, y tranquilamente nadé el ancho de la piscina de tres pies de profundidad del agua.

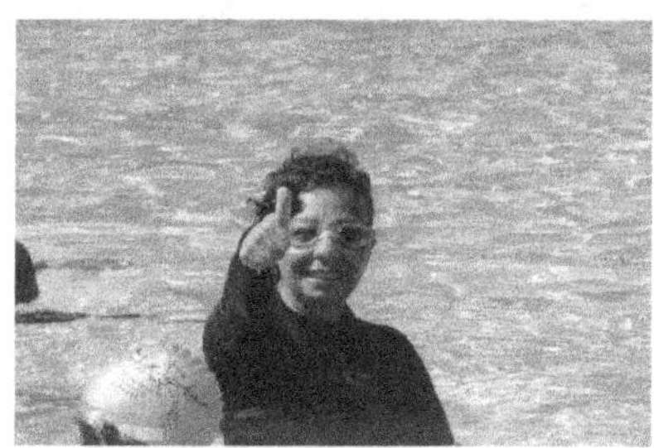

FIGURA 5 – ULTIMO DIA DE CLASES EN ORLANDO

¡No podía creerlo! Mágicamente me había transformado en cuestión de minutos. A partir de ese momento, el resto de la clase continuó siendo un milagro. ¡No sólo para las demás, sino también para mí! Ya no me sentía excluida del grupo de nadadoras.

Al terminar la clase, Melon entregó a cada una de las estudiantes una medalla de natación, que habían sido previamente ganadas por algún atleta. Esas medallas nos las habían

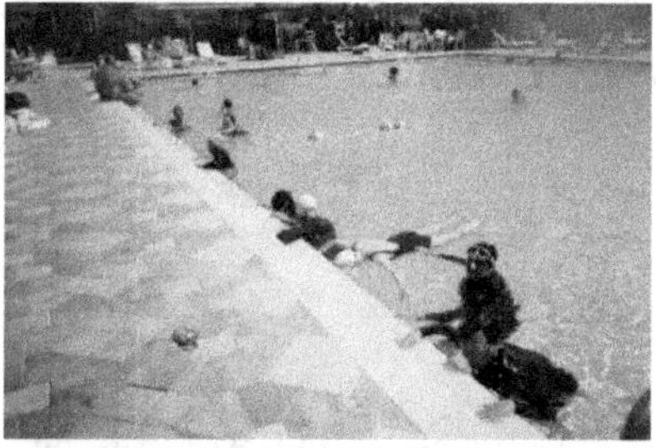

FIGURA 6 - EN 9 PIES DE AGUA POR PRIMERA VEZ - ORLANDO

entregado para que recordáramos nuestros logros durante la primera semana de clase. Ese viernes, conduje a casa con felicidad, ansiosa y emocionada de llegar a casa y contarle a Jon mis triunfos en el agua.

La semana siguiente puse en práctica lo que había aprendido en la clase de natación: Podía quedarme en mi Primer Círculo, en otras palabras, podía mantener la calma.

Esa nueva habilidad me ayudó en el trabajo durante agosto y septiembre mientras manejaba la respuesta de emergencia a tres huracanes: Charley, Frances y Jeanne. No fue hasta octubre cuando entré de nuevo al agua, y le pedí a Beca que fuera mi observadora. Fuimos a nuestro gimnasio y practiqué una y otra vez las habilidades de las clases de natación de agosto. Sólo le di a Beca una instrucción: no podía corregirme. Necesitaba que me observara y estuviera presente, en caso de que tuviera un problema. Fue interesante verla observándome. Ahora era ella la que padecía ansiedad ¡para ella era tan extraño verme nadando!

Practiqué mis habilidades de natación diligentemente, y al año siguiente, tomé otro curso de MSA, esta vez en Palm Springs, California. Equipada con dos trajes de baño, toallas y un par de gafas, abordé un vuelo de Southwest Airlines.

Aterrizamos en Palm Springs en la tarde, y armada con un mapa de papel (en ese entonces no teníamos el lujo del GPS) me subí al coche de alquiler blanco y compacto. En mi camino al hotel, no podía dejar de pensar que necesitaba llegar al hotel antes de que el sol desapareciera detrás de las montañas.

La clase comenzó al día siguiente en la piscina del hotel adyacente. Descubrí que la piscina, alimentada por aguas termales, era una delicia para nadar y probar nuevas habilidades. Incluso en el transcurso de la semana nadé a través de nueve pies de profundidad por primera vez.

Aunque había nadado en aguas profundas, no pude saltar desde el borde de la piscina hacia el agua, ni siquiera cuando Melon estuvo esperándome dentro del agua. Avancé en esta

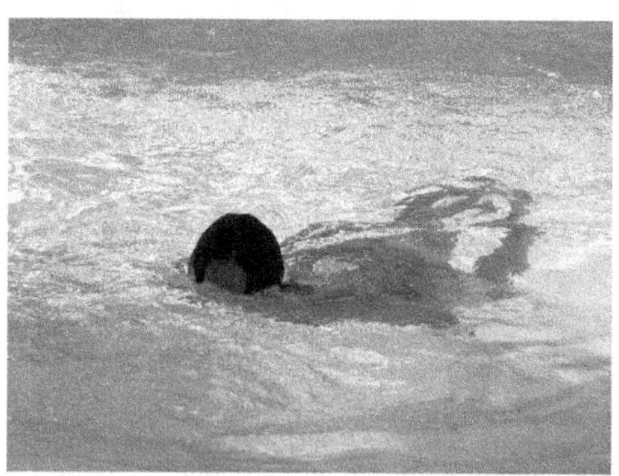

FIGURA 7 – NADANDO EN 9 PIES DE AGUA POR PRIMERA VEZ – PALM SPRINGS

segunda sesión con Melon, pero el miedo a las alturas jugó un triste papel que detuvo la sensación de sentirme libre saltando rápidamente al agua. Me dije a mí misma que necesitaba seguir practicando.

Casi dos años más tarde, después de muchas horas de práctica personal, manteniendo diligentemente varios diarios, me convertí en instructora de ejercicios aeróbicos acuáticos y sentí que podía enseñar la parte de aguas poco profundas de una clase de natación de MSA.

Beca y yo nos unimos a un curso de entrenamiento en Glenwood Springs, Colorado, para convertirnos en instructoras de natación de MSA. Completamos el curso de instructor, y me quedé en Colorado para tomar otro curso *Next Step*, que es el segundo curso en el sistema de MSA, e incluso sorprendí a Melon cuando, el último día de clase, subí al trampolín de un metro.

Sin miedo, me paré en el estrecho tablero elástico. Entonces, se deslizó delante de mis ojos, como un viejo carrete de película, el recuerdo de cuando me sentí una niña asustada de nueve años, cruzando el vacío para entrar en el barco de pasajeros. Lo viví, sin entrar en pánico.

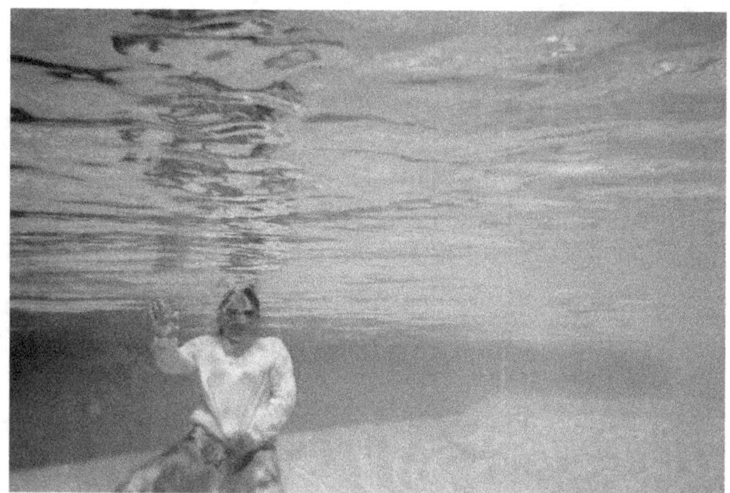

FIGURA 8 – FLOTANDO EN 15 PIES DE AGUA - COLORADO

Y entonces…salté al agua, gritando: ¡Kawabunga!

Entré en el agua produciendo un gran chapoteo, mientras las burbujas rodeaban mi figura doblada en un nudo, como un pretzel, y luego floté en la superficie con total abandono. Sentí que brillaba de la emoción. Decidida, invertí mi dirección y nadé lentamente a la escalera que estaba a una profundidad de quince pies.

9 - CONQUISTANDO LAS ALTURAS

Nos despertamos con un día gris, lluvioso; uno de esos días que cabría esperar en la Florida, no en Arizona. Era enero de 2007, y Jon y yo estábamos en Phoenix visitando a mi suegra, Maxine.

Después del desayuno, me paré en la ventana de la sala de estar y vi a Jon salir al gimnasio en la camioneta de su madre. La lluvia caía fuerte, con grandes gotas que eran fácilmente absorbidas por el suelo sediento.

Le pregunté a Maxine si le gustaría dar un paseo bajo la lluvia pero ella se negó. Me dirigí a mi habitación para cambiarme y me alegré de haber empacado un impermeable para ese viaje.

El viejo árbol de toronja situado cerca de la ventana del dormitorio me llamó la atención. Su cubierta verde húmeda, cargada de fruta amarilla que colgaba y resistía el peso del aguacero, me provocó un enorme deseo de estar afuera. Salí a través de la puerta lateral de la cocina, y me detuve el tiempo suficiente para decirle a Maxine que iría a caminar por el vecindario y que estaría de vuelta en una hora.

Paraguas en mano, atravesé la puerta de madera, pasé al lado del arbusto de romero, y salí a la calle Aldine. Al igual que el suelo, yo también absorbí la humedad fría cargada de ozono.

Me dirigí al norte por la calle 24, cruzando de un lado al otro, saltando sobre los arroyos que se formaban sobre la acera. Después de andar un rato, me encontré después de las últimas casas del vecindario que daban paso al pie de una montaña, The Shadow Mountain Preserve. Un tirón diferente se apoderó de mí, como un imán. Sentí que la montaña me llamaba, y yo tenía un fuerte deseo de escalarla. Poco a poco fui ascendiendo, caminando entre los pequeños arbustos salvajes de salvia, consciente de que la caminata liberaba una sensación de libertad y aventura diferente de lo que había experimentado antes. Por ahora, la lluvia se había detenido, y los diferentes tonos de cactus verdes y púrpuras refulgieron bajo la luz pálida. ¡El paisaje me quitó el aliento!

Seguí escalando, y un conejo se atravesó a mi izquierda en lo alto de la montaña, y un pájaro tomó vuelo frente a mí. El movimiento de la naturaleza me trajo de vuelta a la realidad. *Donde hay conejos y pájaros, debe haber escorpiones y serpientes, también.*

Pensé que nadie sabía que había ido de excursión a la reserva. Empecé a descender.

El paseo de regreso se convirtió en una oportunidad para recordar a Jon y los niños hablando de senderismo. En el pasado, asumí que estaban locos queriendo escalar cada montón de tierra que veían. Una vez más, encontré claridad y entendí que nuestros cerebros están conectados y moldeados por nuestros miedos, esos temores que bloquean la mente y oscurecen la vida.

Poco a poco, enumerando las decisiones que había tomado para dejar atrás el miedo al agua, me di cuenta cómo mi miedo a las alturas comenzó a disolverse como resultado de la búsqueda de la natación; ¡una decisión que toca cada rincón de nuestras vidas! Sonriendo, entré en la cálida "Casa del romero" en la calle Aldine, lista para beber un café.

10 - INDONESIA

Estaba en el Aeropuerto Internacional de San Francisco, Puerta A6, medianoche, 18 de mayo del 2008. Me senté entre extraños esperando comenzar el viaje de mi vida. Viajaba para unirme a un grupo de estudiantes de MSA en Bali y Wakatobi, Indonesia.

La sala de espera estaba llena de pasajeros, listos para abordar China Airlines, vuelo 0003 a Taipéi, Taiwán que era la única parada entre Bali y yo.

Abordamos a la 1:25 am, y como de costumbre, discretamente, hice un pequeño signo de la cruz con mi dedo índice en el borde de la puerta de acero al entrar en el avión, cubriendo a todos en una oración silenciosa.

Una vez a bordo del avión, una alta y hermosa azafata china nos recibió; su pelo negro peinado con un moño francés cubierto con un pequeño sombrero carmesí hizo que se viera como perteneciente a la realeza. El uniforme a la medida rojo y gris le encajaba como un guante, y con su inmaculado maquillaje, parecía una azafata de un vuelo Pan-Am de 1954 hacia el Oriente exótico.

Regresé el saludo y encontré mi asiento al lado de una ventana en la parte izquierda del avión, asiento 29A, primera fila de clase Turista y observé como fila tras fila se llenaba de gente con sus paquetes de diversas formas.

Una pequeña mujer vietnamita de mediana edad se sentó en el asiento del pasillo en mi fila. En contraste con la azafata, esta mujer parecía haber salido de una revista del 1968 de National Geographic. El pelo negro, lacio, lo llevaba en un moño bajo en la nuca y un *Non La* (un sobrero cónico, a la usanza vietnamita) sentado en su regazo. Los pantalones negros sueltos, parcialmente cubiertos por una blusa negra hacían casi desaparecer su pequeño rostro, mientras los ojos negros, profundos, parecían contarme la historia de la guerra civil vietnamita, la ocupación extranjera y el dolor.

En este vuelo transpacífico, nos alimentaron inmediatamente después que el avión tomó vuelo. Mi compañera de fila, a la que le di el nombre de *Le* porque me recordaba el dolor y las lágrimas que se derraman, hablaba un inglés suave y limitado. Me encontré traduciendo su inglés a la azafata. Cuando le preguntaron qué quería comer, le traduje: arroz.

Luego vino la oferta de toallas húmedas cítricas calientes en bandejas de plata para refrescar nuestras caras y manos. Las azafatas estaban preparando a los pasajeros para descansar.

Nuestro asiento central estaba vacío, y *Le* se durmió entre su asiento y el asiento central - Se acurrucó como un gato negro en una pelota, temblando bajo el aire acondicionado. Durante el sueño, el *Non La* se deslizó de su figura oscura y cayó boca abajo; me dije que el sombrero cónico estaba esperando atrapar sus sueños. Con esa imagen cerré los ojos y me quedé dormida.

El olor a café me despertó. Pasé por encima de sus pertenencias, lentamente, para no molestarla, y me encaminé a la parte trasera del avión donde podría estirar y ejercitar mis piernas rígidas antes de comer algo. Todos los demás pasajeros descansaban en un estupor profundo.

Una hora más tarde, el cielo se volvió claro, y vi Taiwán. Estábamos a punto de aterrizar en Taipei. ¡La próxima parada seria Denpasar, Bali! Emocionada, me aseguré de que todo lo que había traído a bordo regresara a mi pequeña bolsa. *Le* se despertó y pacientemente se sentó erguida en su asiento.

El avión aterrizó a las seis de la mañana, la gente desembarcó, y, una vez en la terminal, salieron eficientemente a través de diferentes puertas; allí me quedé sola.

¿Qué había pasado? Había aterrizado en un agujero negro, y todos excepto yo habían sido absorbidos en una dimensión diferente!

Miré a mi alrededor, concentrándome, porque tal vez me había perdido de ver una señal, pero no había señales que encontrar. Entonces, el último hombre que salió del avión escogió la puerta central y lo seguí.

La puerta dio paso a un centro comercial silencioso. Todas las tiendas estaban cerradas, y ni una sola persona se veía en la larga sala. Caminé durante media hora mirando las vidrieras, revisando continuamente mi reloj, sabiendo que tarde o temprano las tiendas se abrirían. En el centro comercial, encontré un jardín Zen con árboles de bambú en grandes jardineras blancas. Había sillas de masaje eléctrico en el jardín Zen; listo para la meditación y la relajación.

Seguí caminando, y poco a poco, la vida comenzó a fluir en el centro comercial y un Café abrió. Las rosquillas fritas en aceite de cacahuete caliente se convirtieron en el centro de atracción en la línea formada frente a la cafetería. Me puse en fila, compré un refresco y vi un show de TV en mandarín; disfruté de los sarongos, modelados como parte de una nueva línea de ropa japonesa. No entendí ni una palabra, pero disfruté el espectáculo. Al notar el tiempo, continué hasta mi puerta de salida para asegurarme de no perder la segunda etapa de mi viaje.

Consternada, sentí la quietud de la terminal vacía, con preocupación miré por la ventana, ni un solo avión a la vista. Un recuerdo de la película de Stephen King, The Langoliers se apoderó de mí. En ésta, los pasajeros del avión desaparecen, y los pasajeros restantes aterrizan el avión en un aeropuerto misteriosamente estéril.

Llamé a casa y mantuve a Jon en el celular durante casi una hora hasta que la gente entró, y el mundo se movió a mi alrededor. Le dije a Jon que los viajeros estaban llegando, y decidimos terminar nuestra conversación.

—Buenas noches, cariño. Llámame cuando te instales en Ubud. —me dijo.

—Buenas noches. Te amo, —le respondí, y colgué.

Las estilizadas azafatas japonesas, chinas y vietnamitas llegaron a sus estaciones, y después de una hora de prestar mucha atención a sus conversaciones, comencé a diferenciar idiomas; la civilidad del japonés, la entonación musical del mandarín, y la suavidad y el tono alto de los vietnamitas. Me sentí más cómoda escuchando el vietnamita.

La terminal se llenó tan rápido como se había vaciado, y abordamos el avión puntualmente a las nueve de la mañana.

¡Que sorpresa! Una azafata se apiadó de mí porque había estado viajando durante muchas horas y me asignó en primera clase; presentándome un plato de desayuno lleno de delicias para el paladar. Más tarde identifiqué los platillos del desayuno como erizo de mar, jujube (fruta exótica del sur de Asia, también conocida como dátil rojo) piña, budín y pan dulce. Con el vientre lleno, me quede dormida, resbalando y deslizándose en la silla grande de cuero negro recientemente engrasada. Llegamos a Denpasar, Bali, cinco horas y media más tarde.

Tan pronto como bajamos del avión aparecieron los Leis o guirnaldas hawaianas alrededor de nuestros cuellos y seguí mis instrucciones escritas para pasar por la Aduana. Afuera del aeropuerto, me encontré con Melon y Paul, un estudiante del oeste de los Estados Unidos ¡Increíble! El y yo habíamos estado en los mismos vuelos y no sabíamos que nuestro destino y aventuras se cruzarían.

Una suave brisa nos mantuvo frescos mientras esperábamos el transporte a Ubud, donde pasaríamos un par de días antes de trasladarnos a Tulamben para nuestra primera clase de *snorkel*.

En Ubud, los hábitos culturales y la cocina bombardearon nuestros sentidos. ¡Fue afortunado que yo hubiera estudiado un poco el lenguaje usando Rosetta Stone y podía hacerme entender con unas pocas palabras y frases! Nuestro tercer compañero de *snorkel* no llegaría hasta el día siguiente.

Paul y yo fuimos de compras por la calle principal de la ciudad, en donde pudimos adquirir algunos recuerdos para nuestras familias; luego cenamos y decidimos que sería una buena idea entrar en la piscina del hotel y practicar.

Caminé fascinada por la propiedad del hotel. Los jardines formaban un tablero de ajedrez construido con piedras cuadradas y césped. Simplemente hermoso. La noche se había vuelto fría con una brisa ligera, y el agua se convirtió en menos acogedora. Sin embargo, Paul y yo fuimos a nadar; él nadaba con un estilo fuerte y yo me quedé en el otro extremo de la piscina practicando mi estilo libre y un poco descoordinado.

Tammy, la otra compañera, llegó al día siguiente y los tres nos perdimos en lo que la ciudad tenía que ofrecer. Probamos la mejor sopa de calabaza de la isla, y recorrimos museos de arte, el Bosque de los Monos y el Templo.

Nos fuimos a Tulamben para reunirnos con los estudiantes que estaban tomando una clase de buceo con Melon, que se había ido antes. Estos dos estudiantes habían llegado al epítome de la libertad en el agua; Melon nos informó que en nuestra primera salida del día siguiente los incluiría a ellos y a mí.

Temprano a la mañana siguiente, caminé hacia la playa de lava rocosa adyacente al complejo. Al instante, transportada a Venezuela en la memoria, me vi niña, y a mamá sentada en la playa. Sacudiendo las telarañas de mis recuerdos, contemplé el volcán detrás de mí y reflexioné sobre mi vida. Tomé una foto de las rocas para recordarme lo lejos que había llegado en mi esfuerzo por extinguir el miedo agotador al agua.

Después del desayuno, viajamos a nuestra primera parada de *snorkel*. Había habido un deslizamiento de tierra, y nuestro vehículo tomó un desvío que no había sido planificado para llegar a la playa. ¡Sí! Estaba nerviosa con tanta aventura, el medio ambiente y la asimilación de nuevas experiencias. ¿Choque cultural? De todos modos, Melon nos dio un curso corto sobre cómo ponernos el equipo de *snorkel*. ¡Me sentí adelantada porque que yo ya sabía cómo usar el snorkel en cuatro pies de profundidad del mar!

Piensa en Jamaica.

Excepto que esto no era Jamaica, esto era Bali con olas altas. Empecé *snorkeling* y a grabar los corales y los peces en video. Desafortunadamente, este sitio había sido pisoteado, y los corales estaban muertos; todo era verde o marrón, incluyendo los peces. Durante el viaje de tres horas de regreso a Kuta lidié con mareos, pero seguí pensando en llegar a Wakatobi, al día siguiente.

Después de cinco días increíbles de gira por Bali y no más mareos, me senté en un soleado salón para personas VIP (Very Important People) con una flor de plumeria amarilla detrás de mi oreja y una bebida de piña en la mano esperando para abordar un pequeño avión a Wakatobi Dive Resort un complejo turístico de lujo para buceo situado en la isla de Tomea, en Indonesia.

Paul, Tammy, Felicia, Bill y yo, todos del grupo de personas temerosos del agua que ahora eran mi cohorte de natación, aterrizamos en Pulau Tomea en una corta pista de aterrizaje unas horas más tarde; desembarcamos y abordamos un polvoriento autobús que nos llevó hasta la cima de cincuenta escalones de piedra, sinuosos y empinados.

Concentrada, negocié cuidadosamente los escalones sin pasamanos mientras acarreaba equipo y mochila; me sentí agradecida de haber tenido la previsión de fortalecer mis piernas antes del viaje.

Un barco de madera azul y blanco esperaba al final de los escalones para llevar a otros pasajeros y a nosotros a Wakatobi situado justo al sur de la pequeña isla. Los bancos del barco estaban alineados a babor y estribor, con vasos de plástico de varios colores colocados en agujeros de madera detrás de cada banco. Rápidamente, encontré un asiento y empujé mis pertenencias debajo según las instrucciones del capitán; notando cada detalle para más tarde recordar la llegada a Wakatobi.

El motor retumbaba mientras bordeábamos la costa para luego navegar en mar abierto, y girar alrededor de la punta de la pequeña isla hacia nuestro destino.

El rocío salado nos bañaba la cara; esto me produjo una feliz sensación de aventura mientras el imaginado paraíso se convertía en realidad. Agua azul cristalina, arena blanca y cabañas salpicando la playa entre cocoteros golpeados por el viento.

Los pasajeros se balancearon hacia adelante, hacia atrás, y el motor paró exhalando el escape.

¡Dios mío! ¡Estamos aquí!

Como un equipo abigarrado, marchamos hacia el edificio principal para registrarnos. Jóvenes con rostros sonrientes, bronceados por el sol y enmarcados por el pelo salado salvaje, nos recibieron con acentos extranjeros.

Regla número uno: No se permiten zapatos en las cabañas ni en el comedor.

La tarde pasó en un santiamén mientras nos instalamos en nuestras cabañas para luego asistir a una reunión de orientación de seguridad en el comedor estilo europeo. La instrucción la sentí como un eco de la información que ya había escuchado anteriormente acerca de cómo permanecer a salvo en mar abierto; me sentí mareada con tanta información.

Cenamos descalzos, en el mismo espacio elegante que emanaba un ambiente entre isla del Pacífico y el servicio de un crucero. Después de la cena, Tammy y yo seguimos el camino de arena a nuestro cabaña bajo luna llena y un sinfín de estrellas. La fragancia de las flores plumeria jugaba con nuestros sentidos cada vez que girábamos hacia un rincón. Estábamos en un paraíso.

Temprano a la mañana siguiente, tomé el mismo camino hacia el comedor para el desayuno. Tammy, Paul y yo nos unimos a una pareja alemana a quienes habíamos conocido la noche anterior durante la reunión de seguridad.

Como estaba planeado, Paul y yo *bucearíamos con snorkel* con ellos en el área de la playa frente al comedor. Paul se asoció con el marido y la esposa conmigo. Nadamos en paralelo a la playa, la orilla se percibía muy lejos. Así que me concentré en estar en el presente, explorando mi ambiente y grabando en video a los peces retozando en su ambiente.

Nosotros *snorkeled* unos seiscientos pies hasta el puerto deportivo; ahí nadé debajo de un barco, ¡casi golpeando su hélice! Al instante me puse en posición vertical y vi a Melon, nuestra instructora, sonriendo de oreja a oreja y tomándonos fotos desde el muelle.

¡No estuvo mal por primera vez lejos de la playa!

En el almuerzo, me senté contenta, sintiendo la arena lisa entre los dedos de mis pies y apreciando el piso de madera pulida con sus vastas frondas verdes pintadas. Sentí que hubiera podido quedarme allí "para siempre" mientras recordaba como Jon y nuestros hijos regresaban después de un viaje de *snorkel* , con lindas sonrisas en sus rostros. Una vez más, ahora entendía cómo se sentían.

Después del almuerzo, Tammy y yo *snorkeled* en el lado norte del muelle, cerca de la costa. En esas sumergidas vimos, asombradas, galletas de mar y peces lenguados.

Durante la cena, Melon discutió el plan para el día siguiente. Ella iba a bucear con el resto del equipo por la mañana y bucearía con *snorkel* con nosotros por la tarde.

En nuestro tercer día en Wakatobi, Melon proporcionó instrucción adicional de *snorkeling* y dio consejos de seguridad antes de que todos ingresáramos al agua. Acordamos que Paul y yo bucearíamos con *snorkel* hasta el arrecife a lo largo del embarcadero, a la vista de Melon, mientras ella se quedaría cerca de la playa, ayudando a Tammy a desarrollar sus habilidades de *snorkeling*.

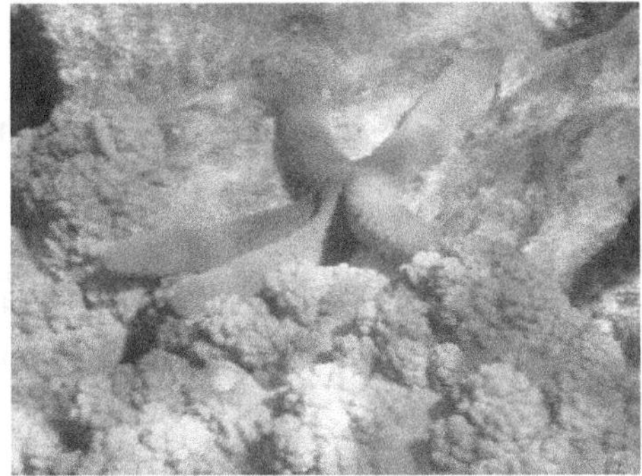

Paul y yo nadamos a través de un bosque de algas marinas verdes y gigantescas, deteniéndonos de vez en cuando para mirar estrellas de mar y corales. A veces, lo perdí de vista, pero mantuve mi localización, utilizando para ello el embarcadero que estaba unos metros a mi izquierda.

A unos cuatrocientos pies de la playa, la pradera marina dio paso a la arena y el arrecife. Tentativamente nadé hacia los corales, sin atreverme a ir por el borde de las profundidades abismales que el mar ofrece. La abundancia de especies de peces de innumerables formas y tamaños giraban por debajo. En retrospectiva, flotaba sobre el vacío, pero no lo reconocí en ese momento.

De repente, sentí un chapoteo y vi a Paul haciendo un movimiento tratando de alejarse. Me puse en posición vertical (me pareció que había estado haciendo eso mucho en Wakatobi), agachando las rodillas para asegurarme de que las aletas no tocaran el coral, y oí la palabra "serpiente" silenciada por su boquilla del *snorkel*, y vi a Paul regresar a la playa rápidamente, dejándome sola. Me sentí furiosa, porque él había roto una regla de seguridad al dejarme sola. Tuve que concentrarme para mantener la calma. Puse mi cara en el agua y comencé a patear tan rápido como pude para alcanzarlo, pero no lo logré porque él se alejaba muy rápido.

La marea me tiraba suavemente sobre millones de galones de agua, y cuando supe que no podía llegar a Paul, analicé serenamente que tenía dos opciones: entrar en pánico o mantener la calma. Elegí "calma" mientras volteaba la espalda; comencé a patalear hacia la playa pensando, *"si la corriente me lleva al mar, Melon vendrá a buscarme"*. Todo lo que tenía que hacer era levantar la mano para señalar estrés, flotar de espalda y patalear.

Pataleando, y sólo deteniéndome por instantes para mirar alrededor, llegué a la playa en poco tiempo. Me uní a Tammy y a Melon. Paul salió de la playa antes de que pudiera abordar el problema de seguridad con él.

Esa misma tarde, en preparación para el viaje de *snorkeling*, escuchamos otras indicaciones de seguridad, en la que se dio información sobre el lugar en el que íbamos a bucear y algunos detalles sobre la vida acuática que estaríamos viendo. Fue muy divertido observar a los compañeros, mirando cartas marinas y absorbiendo las explicaciones excelentes sobre la respiración submarina. Sentada allí, finalmente me sentí como yo pensaba que se sentían las personas que disfrutaban las actividades acuáticas. Una vez más, puse mucha atención en las vistas y los sonidos para mantener los recuerdos almacenados en un lugar seguro; recuerdos que podía volver a visitar una y otra vez.

Dos veces Melon y yo *snorkeled*; la primera a tres pies de profundidad en un lugar "en medio de la nada" donde vi una variedad de corales y vida marina, incluyendo serpientes.

Como el barco estaba anclado lejos de nosotras, esperando el regreso de los buceadores, tuvimos la oportunidad de bucear con *snorkel* de regreso a la nave, en aguas muy, muy profundas donde no se puede ver el fondo, y se nada a través de plancton y luz filtrada. Hermoso.

En el último viaje, salimos y nos aferramos a una cuerda que colgaba fuera de estribor, mientras la rápida corriente nos golpeaba contra el lado de la nave. Aguantándome fuertemente, mantuve distancia de todos para asegurarme de que podía mantener la calma. Detrás de mi, escuché a la gente inhalando agua a través de su boquilla de *snorkel* y tosiendo. Los sonidos eran como gansos ahogándose en sus graznidos. Mediante señas, Melon me preguntó si quería soltar la cuerda e ir con ella. Lo hice, y nadamos por un tiempo, contra la poderosa corriente, hasta que decidimos regresar. Unimos los brazos y nadamos de vuelta al barco como una máquina humana, propulsadas por nuestras piernas.

Sin mucho que ver en la corriente rápida, excepto las serpientes marinas, subí a bordo y dejé a Melon con los otros estudiantes. Una taza de chocolate caliente me esperó en una colorida taza de plástico verde rayado, detrás de mi asiento. El chocolate caliente nunca me supo tan dulce.

De vuelta en tierra, me dirigí a la ducha, anticipando unirme a los demás en el muelle para disfrutar de una pinta de cerveza, y ver la puesta de sol antes de la cena. Con suerte, tendríamos un espectáculo maravilloso cuando los camarones iridiscentes púrpuras y lavanda llegaran a alimentarse del plancton de la superficie del agua.

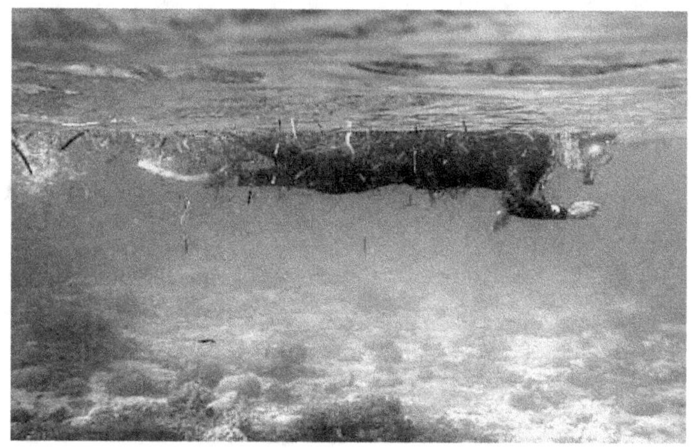

FIGURA 10 - SNORKELING AL LADO DEL MUELLE

11 - NADAR ESTILO LIBRE - EL SANTO GRIAL DE LOS NADADORES

Mi diario está lleno de ejemplos de cómo intenté nadar estilo libre por mi cuenta. No importando cuántas veces lo intenté, ni qué parte del estilo traté de perfeccionar, ni la frustración de no conseguirlo, siempre mantuve el deseo de nadar estilo libre.

¿Cuántos artículos y libros leí para entender mejor cuándo y cómo debe entrar la mano en el agua? ¿Cuántas veces desaceleré todos los movimientos para tener una idea de cómo actuaba el líquido mientras mis manos empujaban y tiraban del agua? ¡Perdí la cuenta! Todo lo que sé es que el estilo libre no era sólo mi objetivo. El estilo libre es el objetivo de todas las personas con las que hablé con respecto a la natación ya sean éstas, nadadoras de toda la vida o novatas.

Después de mi viaje a Indonesia y haber observado como Paul podía moverse rápidamente en el agua, decidí tomar un curso de estilo libre con Melon. Regresé del Lejano Oriente en mayo y en diciembre, estaba en Sarasota con otras cuatro mujeres, y una de mis hermanas Wah-Wah en busca del santo grial. Las hermanas Wah-Wah era una especie de cofradía de alumnas del primer curso que tomé en Orlando. ¡Nadar con mi hermana Wah-Wah fue un gran placer!

La clase de estilo libre comenzó en una fría mañana de diciembre con una temperatura ambiental de alrededor de 45 grados Fahrenheit y una temperatura de agua rondando en los 82 grados. Menos mal que tenía un traje de neopreno, chaleco, pie, aletas, gafas y gorra de baño para mantenerme caliente. Parecía una versión del niño en la historia de Navidad donde sólo se podía ver una parte de su cara.

No sabía que íbamos a aprender el estilo libre en aguas más profundas y me sorprendió cuando me deslicé y me encontré parada dentro del agua con cinco pies de profundidad. ¡Ese es el problema de tener una estatura pequeña, porque parada en el agua con relativamente poca profundidad, de repente se encuentra una con un desafío vertical! Para descansar, me volteé de espalda.

Se suponía que debíamos relajarnos entre la clase de la mañana y la tarde, pero fui a la piscina del hotel para practicar las habilidades aprendidas en la sesión de la mañana. Al salir de la pequeña piscina del hotel, un hombre me felicitó. Me preguntó si era nadadora profesional. Sonreí y me reí mentalmente, ¡si sólo supiera!

La clase de la tarde fue muy frustrante. El sol rebotaba en el piso de la piscina enviando ondas de luz y creando hexágonos apilados de agua frente a mis ojos. Cada vez que volvía mi cara hacia al fondo de la piscina, me mareaba; esa tarde terminé la clase anticipadamente. Con un dolor de cabeza palpitante, me fui a la cama preguntándome si estaba experimentando mareos porque había estado girando en el agua.

Meses más tarde, descubrí que mis ojos son muy sensibles a la luz, y la mejor hora del día para mi es nadar temprano en la mañana o en la tarde. ¡La natación del mediodía está prohibida para mí!

La semana terminó: había obtenido las piezas necesarias para   lograr mi meta así que continúe ansiosamente mi búsqueda del santo grial. Al año siguiente me convertí en la primera instructora de MSA Estilo Libre, ¡además de Melon! Más tarde, también observé la clase estilo libre de Melon, tomé fotos y ayudé a mejorar el libro de trabajo para estudiantes de ese estilo.

Armada con todo ese conocimiento, tuve el placer de enseñar a mas de una docena de estudiantes e incluso le di a Beca un par de consejos mientras se preparaba para su primer triatlón.

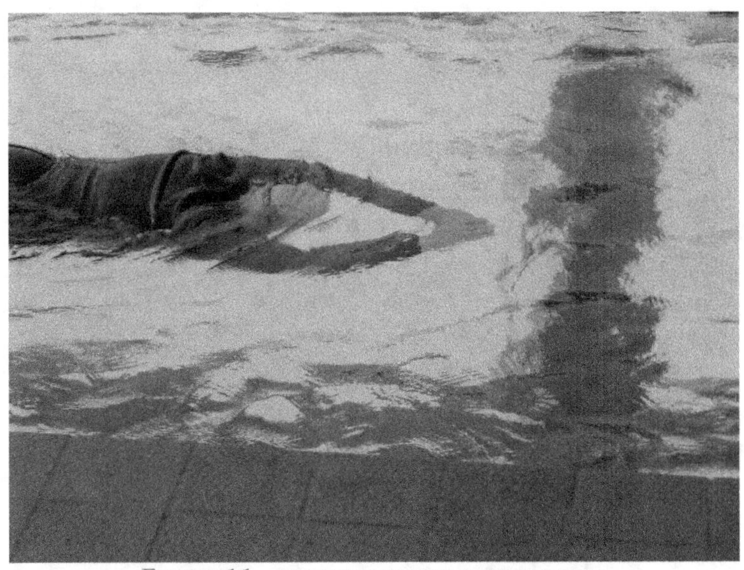

FIGURA 11 – NADANDO EN UNA PISCINA LOCAL

12 - ENSEÑANDO A LOS NIETOS

Nuestros dos nietos mayores, Xavier y Logan nacieron con un mes de diferencia en el verano del 2005. Ambos se unieron a mí en el agua cuando eran pequeños, cada vez que teníamos la oportunidad de jugar. Eran grandes imitadores y aprendieron a usar un *toypedo* - un juguete de agua que parece un torpedo- y a deslizarse como si fueran superhombres, con los brazos extendidos delante de ellos, empujando desde la pared, y pateando tan fuerte que empapaban la cubierta.

Nadamos en piscinas de hoteles cuando fuimos a visitar a Zack y Maegan en Colorado Springs, o en la piscina comunitaria de Beca en Brandon.

En el 2007, otro nieto entró en nuestras vidas, y se llevó al agua de la misma manera que su hermano y primo. ¡Dos años después llegó nuestro cuarto nieto! Todos varones.

Construimos una piscina en nuestro patio trasero en el 2011, y nuestros veranos se transformaron con la risa de cuatro muchachos cada vez más hábiles en el agua.

–Mira Mima. –¡Puedo flotar!

–Mira Mima, –¡Puedo pararme con las manos!

–Mima. –¡Ven vamos a tener una carrera!

Las fiestas en la piscina abundaban, y Jon se unió a la diversión para jugar con los niños en el extremo profundo.

Enseñarles reglas de seguridad en la piscina era primordial e incluía mostrarles cómo descansar en el agua, en lugar de pedirles que patearan duro para mantenerse a flote.

Cuando mi nieto Logan necesitó demostrar que podía estar a salvo sin pisar el fondo del agua durante diez minutos en la YMCA, se quedó en el extremo profundo por más tiempo de lo requerido como para demostrar que podía permanecer a salvo en las profundidades durante mucho tiempo.

Xavier y Logan aprendieron usar un *snorkel* en la piscina con la ayuda de sus padres, y su abuelo, Jon.

¡Tanto Xavier como Logan ganaron su insignia de natación de 1 milla en Boy Scouts a los once años!

Raiden es nuestro tercer nieto. Se fue al agua como un pez y muy a menudo olvidaba que no tenia las gafas puestas. Raiden recientemente obtuvo su insignia de natación de 1 milla en Boy Scouts, también a los once años.

Con Brandt, nuestro cuarto nieto, fue diferente. Comenzó a nadar bajo el agua, moviéndose como un renacuajo, inclinándose por la cintura y abriéndose en un movimiento de contracción rápida. Tan pronto como subía las escaleras, saltaba al agua para hacerlo todo de nuevo. Hizo un progreso magnífico, aunque diferente del resto, y en poco tiempo, nadó como el resto de los niños.

Zack quería asegurarse de que todos los niños estuvieran a salvo en el agua y pudieran salir de la piscina si caían completamente vestidos, incluyendo con zapatos. Todos pasaron la prueba.

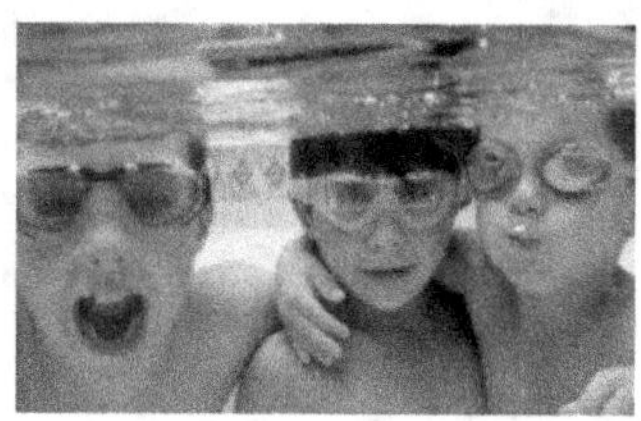

FIGURA 12 – LOS NIÑOS

El verano ha estado lleno de diversión acuática en nuestra casa donde nuestros nietos parecen que les crecen branquias. Estamos deseando introducir a Raiden y a Brandt a usar un *snorkel*.

13 - TIEMPO EN FAMILIA

En 2013, mi esposo, Jon y yo estábamos planeando un viaje familiar a Key Largo en el año siguiente. Para entonces, nuestros dos nietos mayores tendrían cada uno ocho años y estarían listos para enfrentarse al mundo del *snorkeling* en mar abierto.

¿Estaría lista yo para una aventura así? Específicamente, los niños estarían en el agua, y yo no podría protegerlos. Descansé tranquila porque sabía que sus padres los mantendrían cuidados.

Nuestra hija Beca, y su hijo Logan condujeron a los Cayos con Jon y conmigo para un fin de semana largo en julio del 2013 para echar un vistazo a las condiciones de *snorkeling* y explorar el área para nuestras vacaciones familiares del próximo año. Me estaba imaginando el viaje, en la intimidad de mi mente, como en partes de la película Open Water y cómo la pareja se había quedado atrás y había muerto.

Oooh, el miedo!

Llegamos el jueves por la noche al Key Largo Hilton, y, cuando la luz del día rompió al día siguiente, tuvimos un desayuno tranquilo y luego compramos los pasajes en un barco fletado de Ocean Divers. En la tienda de buceo, nos prometieron un tiempo despejado para el día siguiente y un montón de hermosos paisajes submarinos.

Llegó el día previsto, y tiramos nuestro equipo en la cama del camión GMC negro de Jon. Logan ayudó a mover las bolsas y maletas hacia la parte posterior de la cama para hacer espacio para todo el equipo mientras luchábamos contra los mosquitos, del tamaño de abejas, zumbando en el espeso aire húmedo de la mañana.

Una vez en el barco, el Primer Ayudante explicó las reglas de seguridad y repartió chalecos inflables amarillos, manchados, y delgados al tacto. Indicó que todos teníamos que usarlos para que ellos pudieran saber dónde estábamos en el agua. Por supuesto, él procedió a mostrarnos como inflar el chaleco a través de pequeños tubos rojos de aspecto insalubre, del color de un melón podrido debido a la exposición extensa al agua salada y al sol.

¡Ah! Cuentan la gente, y todo el mundo lleva un chaleco amarillo. Supongo que no tengo que preocuparme demasiado por que me dejen en el agua, pensé rápidamente.

En el mar de poca profundidad el barco navegó en ángulo para tomar cada ola directamente en su cresta: nuestros cuerpos se fueron al aire y se estrellaron contra el banco de madera húmedo mientras navegábamos por el espacio a través de las vaguadas de las olas mientras nuestras caras se empapaban. Jon, Beca y Logan subieron a la plataforma de observación, yo me quedé atrás para controlar el mareo.

El motor rugió cuando nos detuvimos en el punto de *snorkeling*, tirándome una última vez.

Estaban los turistas habituales, los recién casados ya rojos con la quemadura solar del día anterior, ella en bikini pequeño y él con una camiseta de Hard Rock Café demasiado pequeña para su figura. La madre no tan joven con su hijo de siete años disfrutando una aventura; ella nunca había buceado con *snorkel* antes y no sabía cómo o qué hacer, pero trataba de hacer bien su papel. La pareja de mediana edad que venía en el mismo barco cada año y los jóvenes, mostrando musculatura, estuvieron continuamente tomando un trago de su cerveza.

¡Increíble! Todos se estaban poniendo protector solar minutos antes de entrar en el agua. Supongo que nadie les dijo que se lo pusieran al menos media hora antes para que se absorbiera y no se lavara.

Antes de la noche, todos estarán sufriendo con las quemaduras, pensé con seguridad.

Beca y su hijo ya estaban *snorkeling*, y Jon me esperó en el agua, agarrándose a la escalera de aluminio de tres peldaños.

Me faltaba todo el rango de movimiento de mis piernas debido a que me habían operado las rodillas, así que me senté en la cubierta y me acerqué a la plataforma de natación, avergonzada. Con mi traje de neopreno negro gastado, chaleco salvavidas naranja, chaleco salvavidas obligatorio amarillo, máscara facial y *snorkel,* me senté en la plataforma, me puse las aletas amarillas de punta azul y coloqué mis talones en la escalera colgante tratando de prepararme contra las olas que estallaban contra el barco. El horizonte se iba hacia arriba, hacia abajo y hacia los lados.

Necesitaba meterme en el agua – ¡rápidamente!

El Primer Ayudante me lanzó un *noodle* (flotador largo de piscina) mientras esperaba.

Le dije: –No, gracias. No lo necesito.

Si no me sentía cómoda dentro de mi piel, ¿por qué iría al agua? ¡Yo no usé chaleco salvavidas en Wakatobi!

Le di mi sonrisa más convincente.

Sin embargo, el hombre insistió en que tomara el noodle, y lo hice. Salté, y el frío líquido se filtró en el traje de neopreno enviándome un escalofrío por la espalda. Llevaba el chaleco inflable amarillo sobre mi chaleco, y seguí luchando contra el plástico delgado que empujaba hacia arriba, rascándome la barbilla. Quería quitármelo.

Jon me dijo: –¿Estás bien?

Asentí un sí y le hice la seña de que estaba bien.

Con los brazos unidos, y el noodle verde colgando de mi brazo derecho, fuimos juntos al borde del arrecife, pero no pudimos ver mucho. Mi experiencia en el Pacífico me había consentido, sin duda. Todo lo que pude ver eran unos cuantos peces y muchas cosas marrones y verdes.

Ugh, mi máscara estaba demasiado apretada, y estaba cavando mi nariz.

Un dolor de cabeza comenzó a rondarme mientras les tomaba fotos a imágenes submarinas. Estábamos nadando de vuelta a la nave cuando Jon se detuvo a bucear, a quince pies delante de mí para ver los corales y los peces de cerca, como un niño, subiendo y bajando. Yo, maltratada por las olas, flotando en el mar como un corcho esperé a que Jon volviera a subir.

Levanté la mano lentamente para minimizar el movimiento de mi cabeza, y le señalé que tenía que volver a bordo. ¡El mareo me había alcanzado en el agua! De vuelta en la escalera, le dije que no se preocupara, y que alcanzara a Beca y disfrutara el *snorkeling*. Siempre "en modo lista" con la cámara para capturar el momento, aún en medio de mi malestar, pude grabar en video sus caras detrás de las mascaras y del *snorkel* antes de que se fueran nadando al arrecife.

De vuelta a bordo, me arrastré desde la escalera hasta el banco, me acosté y me cubrí con una toalla de pies a cabeza. El Primer Ayudante me dio caramelos de menta y pedacitos de hielo. Me sentí increíblemente enferma. ¡Quería morirme! Desde el fondo, alcanzaba a oír a los jóvenes musculosos agitando el ambiente y vomitando por la borda. Era todo lo que podía hacer para mantenerme entera.

Después de un tiempo sin fin me descubrí la cara. El cuerno del barco llamó a todos los nadadores y fuimos a la siguiente parada del viaje de *snorkeling*.

Poquito a poco, traté de levantarme – Quería volver al agua, pero no pude. Otra ola de mareo me paralizó en mi posición.

Jon podía oír mi voz saliendo por debajo de la toalla de playa, insistiéndole que fuera a nadar con el resto de la familia, pero no pude hacerlo.

Un rato más tarde, casi dormida, oí a mi nieto jadeando; se habían encontrado con medusas, y había entrado en pánico nadando rápidamente de vuelta al barco. Nuestro viaje terminó sin una picadura de medusa, pero algunos de nuestros acompañantes no tuvieron tanta suerte. Los jóvenes que habían estado muy enfermos con vómitos —habían entrado en el agua sin camiseta, y sus espaldas se habían hinchado de urticaria. De vuelta en tierra, mi mareo se disipó, y comencé a planear las vacaciones familiares del próximo año.

14 - FLORIDA SNORKELING

Con la casa de Key Largo alquilada y las maletas empacadas, esperábamos a que nuestro hijo Zack, su esposa Maegan y sus hijos, Xavier, Raiden y Brandt, llegaran de Carolina del Norte. Era julio del 2015.

Un miércoles, salimos a la carretera alrededor de las diez de la mañana. Beca viajó con su hermano y Maegan en su jeep, Xavier y Logan se fueron con nosotros. Los dos nietos más jóvenes se quedaron con su abuela materna.

Una linda casa de vacaciones de playa, situada en la entrada de un canal que forma el mar, con un kayak, llena de juguetes, rompecabezas y una mesa de billar, así como reservaciones con Ocean Divers nos esperaban. ¡Sólo teníamos que firmar planillas de permisos, renuncias y comprar Dramamine!

Al día siguiente, encontré mi lugar favorito a bordo y procedí a sentarme tranquilamente allí para minimizar las molestias y mareos futuros mientras nos dirigíamos a la primera parada de *snorkeling*. La familia subió a la cubierta para disfrutar del sol y la vista. Llegamos al lugar después de muchos golpes y rebotes de las olas.

Zack y Maegan bucearon con *snorkel* con Xavier, Beca y Logan, y luego Jon y yo seguimos. De nuevo esperé hasta el final y me deslicé hacia la escalera. ¡Había pasado un año y yo no sentí que había mejorado ni mis rodillas ni mi circunstancia!

Esta vez no acepté los *noodles* ni la chaqueta inflable amarilla, ¡pensé que me verían muy bien con mi chaleco naranja!

Jon y yo empezamos a nadar hacia a la estatua enterrada de Cristo. Me di cuenta de que él miraba hacia abajo frecuentemente, doblándose por la cintura. Yo me preguntaba, ¿qué estará mirando?

Me detuve y nadé hacia él, pero no pude ver nada de interés. Finalmente, Jon dijo que no podía nadar; que había estado luchando contra calambres en las piernas.

Pensé que tal vez la flotabilidad del traje de neopreno no seria suficiente para mantenerlo a flote. *¿Por qué no me había dicho nada antes?*

Podría voltearme de espalda, agarrarlo y nadar, arrastrándolo conmigo lentamente.

Pero él dijo: —Pídeles que te tiren una cuerda.

Cumplí con su deseo.

Mi dilema fue que el barco estaba anclado lejos, tenía que conseguir la línea, pero yo no quería dejarlo solo.

Jon dijo: —Estaré bien. Puedo mantenerme flotando con mis brazos. Ve por la cuerda.

—Le miré a los ojos, detrás de la máscara, y me deslicé rápidamente hacia el barco.

Con los brazos extendidos, me convertí en un torpedo en el agua, apoyada por el poder de las aletas empujando mi cuerpo alargado a través del agua. El corazón me palpitaba por la urgencia de tener a mi amor flotando en el agua. Llegué al barco y pedí que me lanzaran una soga. Rápidamente miré hacia arriba y vi la soga amarilla flotando frente a mí. La busqué y supe que la tenía cuando sentí la rugosidad de las tres hebras de poliéster. Volviendo rápidamente, me dirigí hacia Jon.

En tierra, una puede medir lo rápido que una se mueve, pero ese no es el caso en el agua. El regreso hacia Jon me pareció una eternidad, pero llegué hasta él, lo toqué, y él agarró la cuerda, al tiempo que le señalé al hombre del barco para que lo empezara a halar. Nadé junto a Jon, asombrada de haber resuelto una situación en mar abierto con medusas por todas partes.

Verán, desde el momento en que fui por la cuerda, cientos de medusas translúcidas nos rodearon con sus cuerpos en forma de campana, de todos los tamaños, pulsando con sus tentáculos, masajeando el agua en busca de comida o esperando el enemigo. A pesar de no haber estado usando guantes y de haber tenido nuestros cuellos expuestos, no sufrimos una sola picadura. En vez de eso, nadamos entre las medusas, que se separaban a medida que avanzamos a través de ellas; las surrealistas escoltas desaparecieron cuando llegamos a la escalera.

En nueve años, pasé de ser una persona temerosa de estar en una piscina con una profundidad de tres pies a experimentar varias oportunidades de *snorkeling*, en las que tuve la opción de entrar en pánico o mantener la calma. Cada vez elegí la calma, a pesar de las serpientes marinas, el mareo y las medusas. ¡Qué magnífico!

Tener miedo del agua no es más que un recuerdo lejano.

15 - SOY INSTRUCTORA DE NATACIÓN

Enseñé mi primera clase de natación en el Safety Harbor Resort and Spa junto a Melon. Cerré un círculo completo de mi aventura, enseñando una clase en el mismo lugar que se había ofrecido en el curso que apareció en el recorte de periódicos del 2004. ¡Increíble!

La clase comenzaba a las nueve de la mañana. Todos los días, al amanecer, me aseguraba de que las condiciones de la piscina estuvieran listas para la sesión, y que las sillas estuvieran en un semicírculo; entonces esperaba que llegaran los estudiantes y Melon.

Enseñé esa primera clase con un cierto nivel de aprensión porque Melon me observaba en la cubierta y en el agua. Un gran desafío, ya que entré en un nuevo mundo de terminología y responsabilidades de natación como instructora – pero bien valía la pena ver la transformación de cada estudiante tanto en la clase en seco, como en la piscina.

Compartir mi historia de natación durante la clase, me produjo alegría porque pensaba que los estudiantes sentados frente a mí sentían lo que yo había sentido; la esperanza les encendía la cara y estaban listos para comenzar a trabajar en la erradicación del miedo al agua.

La clase Safety Harbor resultó en éxito, y me transporté en felicidad.

Comencé a enseñar el sistema MSA con Beca en nuestra Escuela de natación WaterElements. Especialmente para mí, la parte emocionante de cada clase fue el momento en que vi a cada estudiante flotando por primera vez, transportándome al momento cuando yo misma entré en una tranquila flotación delantera. No era raro ver unas cuantas lágrimas de felicidad, una conexión recíproca y la construcción de un fuerte vínculo con mis alumnos en el agua.

Qué divertido ha sido compartir sus momentos de logros y observar sus descubrimientos en la piscina.

Más tarde, me convertí en instructor de carreras de MSA estilo libre.

Es valioso reflexionar sobre un conjunto particular de clases en las que comparé las diferencias de primera mano, entre la metodología tradicional y la enseñanza de MSA.

Tuve cuatro estudiantes comenzando una nueva clase de First Step en nuestra escuela de natación WaterElements. Todos los estudiantes comenzaron su viaje de natación sin poder poner sus rostros en el agua, y mucho menos flotar. El mismo día que comenzamos la clase de First Step, un matrimonio, que no eran parte de nuestra clase, estaban practicando agresivamente su natación en la misma piscina y luchando en el agua. Uno de mis alumnos me preguntó si alguna vez ellos nadarían como equipo de marido y mujer, sin comprender la lucha de los esposos.

Les respondí: –Nadarán maravillosamente.

Después de veinticuatro horas de la clase *First Step* – la primera clase en el sistema MSA – mis cuatro alumnos estaban en aguas profundas, disfrutando y listos para una clase *Next Step*. La pareja todavía venía todos los sábados y luchaban en su práctica, sin mostrar mejoría, ¡pero mostrando mucha determinación!

Veinticuatro horas de clase *Next Step* más tarde, mis estudiantes estaban listos para una clase de estilo libre, y la pareja todavía practicaba habilidades de respiración con la ayuda de un *kickboard*.

Al final de la clase de estilo libre de treinta horas, mis estudiantes estaban practicando vueltas, y nadando maravillosamente, como se los prometí. Se volvían para tomar un respiro, alargados, fuertes y rápidos. En comparación, el marido y la esposa todavía practicaban estilo libre usando un *kickboard*.

Para mi, la enseñanza sigue siendo tan gratificante como el primer día que enseñé la clase Safety Harbor.

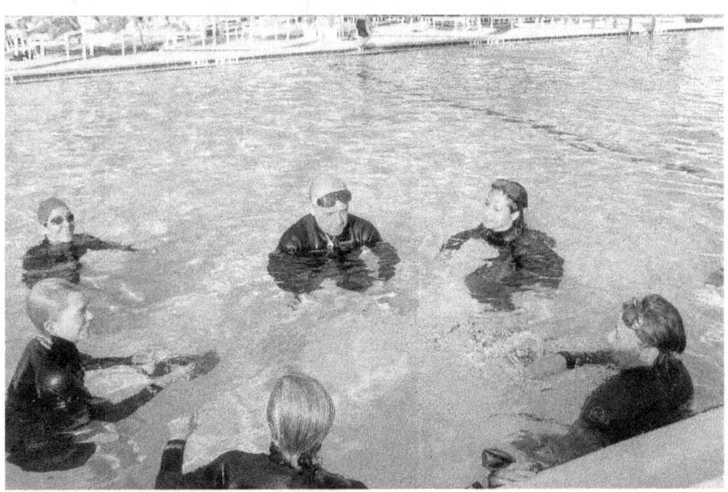

FIGURA 13 – EL ULTIMO DIA DE LA PRIMERA CLASE QUE ENSEÑE

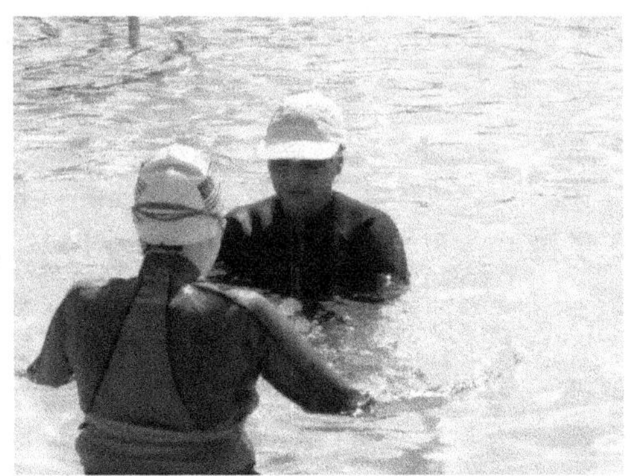

FIGURA 14 – UNA CLASE PRIVADA

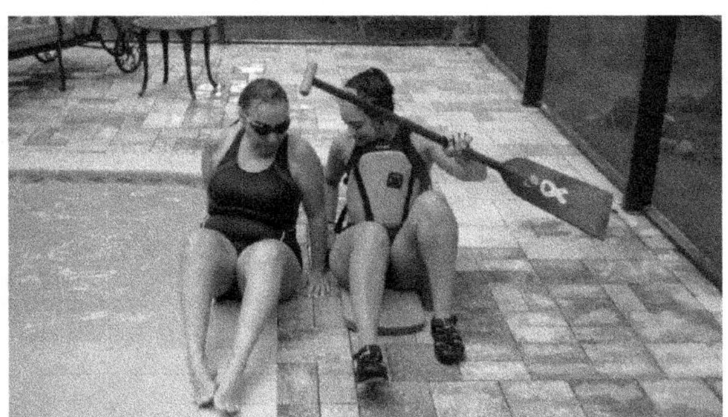

FIGURA 15 – PREPARANDO COMO CAER EN EL AGUA A
UN MIEMBRO DEL DRAGONBOAT TEAM - TAMPA BAY

16 - LA VIDA DESDE MI PISCINA

Todos los días en la piscina no son iguales, tal como todos los días en tierra no lo son. Para los nuevos nadadores, es difícil adaptarnos a hacer ejercicio en la piscina todos los días, sean o no soleados, especialmente cuando el invierno en la Florida está sobre nosotros.

Para mí, ser una con el agua en cualquier día, me obliga a entrar en el agua con una mente abierta y la actitud de que todo lo que haga en el agua ese día estará en armonía conmigo y con mi objetivo de mantenerme activa.

–¿A qué me refiero? Les voy a ilustrar con cinco experiencias diferentes.

Nadando Bajo Nubes Pintadas

Se nota una singularidad en las tardes de noviembre en la Florida cuando un frente frío ha pasado. El cielo es increíblemente azul y brillante, incluso cuando hay nubes de lluvia, el cielo es un lienzo pintado.

Hoy las nubes cuelgan pesadas y grises, sin embargo, los topos son de algodón blancos y rosados.

Nadé mis vueltas, veintinueve pies de estilo libre y regresé con una brazada de espalda. ¡Perseguía las nubes!

No hay ningún lugar en el mundo como una piscina, donde se puede interactuar con el cielo, ni siquiera cuando de niño, cuando una encontraba conejos, osos o castillos en el cielo, acostados en la hierba.

Ese día nadé con elefantes, hadas y coles de Bruselas.

Un Día Frio de Acción de Gracia

Según mis estándares, el día era un poco frío para estar en el agua. No me dije a mí misma que me saltara hacer ejercicio. ¡No! Me puse mi traje de neopreno largo, gorro de baño y gafas y entré en el agua.

¿Sabes cómo te sientes después de comer pavo?

Bueno, yo también me sentía como un pavo relleno, ¡y apenas podía moverme!

Me sentí mal pero decidí no salir de la piscina todavía. Después de todo, había tomado un poco de trabajo meterme en el traje de neopreno.

Caminé por la piscina, escuché a los pájaros y disfruté del hermoso día, ¡y luego me salí!

El Nuevo Año

Mi enfoque de las resoluciones de Año Nuevo es diferente de la mayoría de las personas porque, con el paso de los años, he notado que las resoluciones tienden a irse por el camino en febrero.

En cambio, mapeé los parámetros de una vida perfecta (es decir, mi salud, mis relaciones, las cosas que me encanta hacer y las cosas nuevas que quiero probar, etc.) y cada día aprovecho la oportunidad de mejorar mi plan, aunque algunos días mejores que otros.

Específicamente, mi plan se mejora a medida que hago conexiones entre los miedos que tenía y los que ya conquisté, junto con los que sorprendentemente superé sin saberlo, sólo porque estoy aprendiendo continuamente a estar en el presente. Mi miedo a las alturas (no tengo miedo de volar, sólo de alturas abiertas), es casi una cosa del pasado; evidenciado por mis recientes caminatas en el Jardín de los Dioses, Colorado, Polson, Montana, y Hanabanilla, Cuba, ¡sin un corazón latiendo rápido ... excepto por el ejercicio que estaba haciendo!

¿Arrepentimientos? Sólo que no encontré la metodología MSA a principios de mi vida. Por otro lado, todos los pasos que tomé me prepararon para ser instructora de natación; enseñando la alegría de nadar con intención y gratitud.

La Canoa

La primavera de 2010 estaba en el aire, así como el trabajo en equipo disfrutando la naturaleza.

El día llegó rápido, y nos reunimos en el río North Hillsborough para tener un día de picnic, camaradería y canoísmo entre mil cocodrilos. Bueno, tal vez no había tantos cocodrilos, pero me lo pareció. Aprendí a remar una canoa ese día mientras mantenía la calma entre los animales aparentemente dormidos.

Nadando con Ibis

En primavera, vi cuatro Ibis volando por encima en perfecta formación mientras nadaba vueltas en mi piscina. Los pájaros me hicieron pensar en la alineación. ¿Mi columna estaba recta? ¿Mis codos estaban doblados o rectos? ¿Llegaba a mi punto ideal con cada brazada y respiración?

Mis pensamientos se desviaron hacia los pájaros, y me preguntaba si aprendieron a tomar el ascenso sintiendo el aire que los rodeaba.

La natación se hizo más intuitiva a medida que continuaba el ejercicio, sintiendo que mis manos empujan contra el agua con las palmas abiertas cavando en el agua – yendo lenta, nadé más rápido, y al igual que las Ibis, también volé.

Mucho está escrito sobre la natación estilo libre, pero uno debe entender que las brazadas siguen la comodidad. Sólo a través de la comodidad se puede encontrar la brazada. Porque todos los días no son iguales, disfrutare la piscina como lo haría si estuviera en el parque: caminando, corriendo, saltando la cuerda, jugando a la pelota, o bailando.

¿Nadar? Puedo hacerlo cualquier día.

Ahora yo nado.

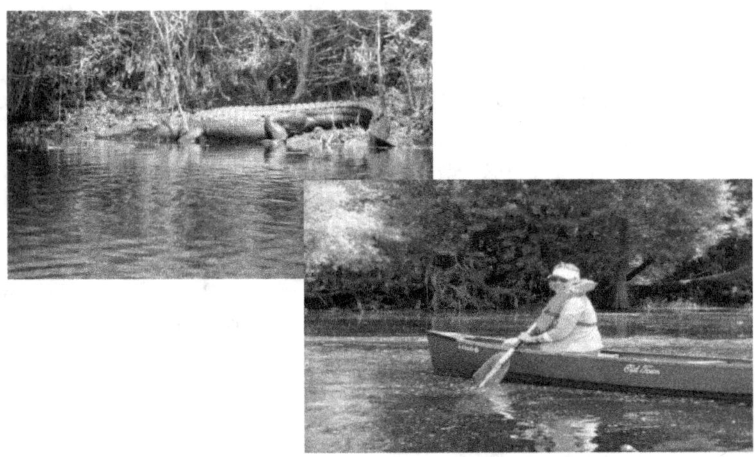

FIGURA 16– EN CANOA – HILLSBOROUGH RIVER

17 - MIS DIARIOS

"La evolución de ser un hidrofóbica ser nadadora está en los detalles." S. Mueller

Mantuve un diario desde mi adolescencia. La idea de mantener un tipo diferente de diario me llegó después de escribir la primera carta al agua en 2004.

¿Por qué no llevar un diario solo para la experiencia del agua?

Si una carta al agua proporcionó información y los medios para identificar el primer paso para superar mi miedo al agua, entonces mantener un diario sobre mi experiencia en el agua, podría ofrecer una manera de narrar la evolución y mantener un pulso, por así decirlo, sobre las mejoras realizadas en la piscina.

Las siguientes entradas abarcan varios años de entradas que detallan mi evolución de una persona hidrofóbica a una nadadora, una instructora de ejercicios aeróbicos acuáticos y una instructora de natación.

Agosto 1, 2004 – PM

La clase de natación comienza mañana por la mañana, y soñé despierta en la carretera de Brandon a Orlando hoy, llegando al hotel muy tarde en la tarde. Una vez en la habitación, dejé caer las bolsas en el suelo junto a la puerta y me acerqué a la ventana para ver la vista desde el piso veintidós.

Con horror, vi una piscina del tamaño de un sello postal mirándome. Llena de ansiedad, mis manos se enfriaron, y una vez más, mi estómago comenzó a torcerse en un nudo, y me pregunté por qué estaba aquí. Al instante, el mundo de nuevas posibilidades que imaginé desapareció.

Podría regresar a casa.

En vez, me alejé de la ventana, saqué el correo electrónico de Melon y comencé a comprobar la lista de clases: traje de baño, toalla, chanclas, gafas, protector solar – todo aquí. Los puse en la cama adyacente y me senté mirando todo. Decidí explorar el hotel para pasar el tiempo y quitarme la sensación de incertidumbre.

Agosto 2, 2004 – AM

Anoche me acosté tarde con la esperanza de dormir. No funcionó. La clase empieza en una hora. Sé que debo romper mi ayuno, pero no puedo – mis manos todavía están frías, y mi estómago todavía está en un nudo. Voy a cambiarme en traje de baño, recoger mi nueva bolsa de playa blanca y azul con su toalla a juego, y encaminarme a la piscina.

Otras nueve mujeres se acercaron al grupo lentamente. Hubo saludos tentativos e introducciones. Podía sentir la incertidumbre y temor en el grupo. Todas éramos extrañas sentadas en sillas verdes. La suave brisa de la mañana llevaba el olor a protector solar de coco. Miré a mi alrededor y vi equipo de natación por todas partes, un poco desordenado.

Melón llegó, con un gran sombrero de ala y una sonrisa suave. Nos instalamos y fuimos alrededor del círculo: nombre, ciudad, clases de natación tomadas. Entonces hizo una pregunta más inusual, pero apropiada: ¿Tienes un padre con miedo al agua? Todos respondimos afirmativamente y completamos el resto de nuestra historia, algunas explicando casi o malas experiencias. Pasó una hora rápidamente, y la parte de la de la clase en seco, al lado de la piscina terminó.

Antes de entrar en el agua, Melon repartió libros de trabajo de clase y se nos asignó *homefun*. ¡Teníamos material de lectura para cubrir antes de la sesión de la tarde! Interesante.

Reuní mi libro y lentamente me levanté de la silla, deseando que pudiéramos seguir hablando. Como todos los demás, tomé mis gafas y me unté más protector solar, evitando lo inevitable.

Todavía hay tiempo para echarme atrás.

En la piscina, el agua se apretaba y empujaba contra mi piel, y mi corazón comenzó a correr. Mi cuerpo vibraba, temblaba, haciendo difícil moverme, y las gafas colgaban de mis dedos.

Temía que me pidieran que pusiera mi cara en el agua.

Hablaron de los cinco círculos y que teníamos que quedarnos en nuestro Primer Círculo para mantener el control.

Pero no entendía cómo hacerlo.

El instructor indicó que teníamos que hacer lo necesario para permanecer en el Primer Círculo. Traté de aplicar los conocimientos recién consensuados durante la parte de clase terrestre. Según la instructora, hay cinco etapas que pueden ilustrar cómo una persona puede pasar de estar tranquila a entrar en pánico: Circulo uno es Calma, Circulo Cinco es Pánico. ¡Estoy en el Círculo Tres, o quizás en el Cuatro, sentada aquí escribiéndote a ti!

En el agua, caminamos la longitud del extremo poco profundo de la piscina lentamente para llevarnos a un estado de calma. Observé las demostraciones detalladas de Melon y finalmente la vi flotando agarrada de la pared.

He flotado antes, y no es un buen recuerdo. Siempre me asusté cuando sentí el agua que rodeaba mi cara.

Aunque la instructora nos explicó correctamente a todos la importancia de permanecer en nuestro Primer Círculo y solo intentar lo que estábamos listas para hacer. Cuando me tocó flotar a la pared, luché contra la flotación.

Sin aliento, sentí que me estaba asfixiando. No escuchaba y me empujé al Segundo Círculo, y quizás al Tercer Círculo.

No estoy feliz. Pasé las siguientes dos horas en la pared. Cuando me preguntaron si pensaba que sería divertido probar flotar lejos de la pared, dije: –No, gracias. No quiero que nadie me toque–. Quédate a mi lado y ayúdame si lo necesito.

Me paré en el agua, y sentí la habitual pared invisible paralizante frente a mí, y no pude ganar la distancia hasta la pared de la piscina. A estas alturas, muchos de los estudiantes estaban flotando, y la clase terminó.

Agosto 3, 2004 – PM

Hoy fue el segundo día de clase, y tuvimos la tarde libre. Jon vino a pasar tiempo en la piscina conmigo. Un poco emocionado quería disfrutar del agua juntos. En cambio, sucedió lo inesperado.

Entramos en la piscina justo después del almuerzo. Jon me tiró por los dedos suavemente, invitándome a aguas más profundas. Pero yo no quería ir allí – no estaba lista. Jon insistía suavemente, tirándome con las puntas de los dedos. ¡Me asusté, y mi mano voló directamente a su garganta! Al instante, sus manos subieron en el aire, soltando mis dedos, dio la vuelta y se fue nadando rápido hasta el extremo profundo de la piscina. ¡Lo había avergonzado en la piscina llena de gente! Me sentí HORRIBLE.

Yo también quedé ahí parada y avergonzada, y mi corazón se me hizo polvo. Jon nunca volvió a mí en la piscina esa tarde. Sé que asumió que ya había conquistado mi miedo, listo para confiar en él. Yo no lo estaba.

La noche fue incómoda. Me disculpé por mi reacción y expliqué la naturaleza compleja de este miedo. Me entendió, me abrazó y me dijo que estaba orgulloso. Escribí mi carta al agua, como lo pidió Melon como parte de la tarea.

Querida Agua: Durante años, me encadenaste y me diste ansiedad más allá de lo que se pudiera creer. Por supuesto, no fuiste tú; era yo y mi ambiente. No entender que mi hermana no se estaba ahogando, y las emociones de las personas que la rodeaban no tenían nada que ver con el agua, y que era un ritual religioso.

Ahora entiendo por qué mamá me dio nalgadas como último recurso para ver si mi disposición preadolescente parara, salirme de mi "cabeza en las nubes" y prestar atención a donde estaba caminando.

Porque, muy a menudo me caía de rodillas y las rodillas no se estaban curando. Sus nalgadas me hicieron cautelosa y me añadió el miedo a caerme y no tener el control de mi cuerpo.

Como adulta, lidié con recuerdos tratando de entender como temo el agua y a las alturas abiertas. Recuerdos como cuando tenía un año, y corrí al patio trasero y aterricé en el charco fangoso; eso no significaba que fuera torpe, ¡estaba aprendiendo a correr!

La mayor parte de las personas no pueden llegar al fondo fácilmente ¡yo no me puedo caer al fondo del agua! Pero aún no lo entiendo. Me han dicho que se pueden tener movimientos controlados cuando estoy en el agua.

Eres invitadora, refrescante y liberadora. Eres buena para mis coyunturas.

Me siento triste porque mi madre nunca tuvo la oportunidad de deshacerse de su miedo; a pesar de ser una mujer fuerte y decidida. Sé que ella también habría aprovechado esta oportunidad para librarse de su miedo. Me siento enojada, tengo que lidiar con la fobia sobrante. Quiero que me ayudes a sentirme cómoda contigo. Quiero jugar contigo. A partir de ahora –tengo que sentirme en el Primer Círculo. Respeto vs miedo.

Agosto 4, 2004 – AM

Ayer, después de aprender tres cosas desde nuestra escritura hasta el ejercicio de agua, me quedé dormida, emocionalmente gastada. Aprendí:

- No me gusta la gente cerca de mí o que me toquen en el agua, porque entonces no tengo el control.
- No me gusta jugar a caballito en tierra y mucho menos en el agua.
- A pesar de mí, el agua es un lugar neutral – Quizás.

Hoy es el tercer día de clase. Jon volvió a casa, y yo fui a la piscina. Durante la discusión en la clase al lado de la piscina, los estudiantes hablaron sobre los avances en el agua y compartieron sus Cartas al Agua. Todas lloraron. La última en el círculo de las mujeres, y no preparada para compartir, fui yo, me atraganté.

Entonces sucedió lo más increíble. Le conté a mis compañeras sobre el incidente de ayer en el agua y que tenía una epifanía: para ganar libertad en el agua, necesitaba perdonar a mi madre por transferirme el miedo al agua.

Al final de la clase en seco, me puse las gafas y me metí en el agua. Las gafas se llenaron de lágrimas, me calmé y perdoné a mamá. ¡Entonces, entré en mi primer flote de frente libremente!

Agosto 4, 2004 – PM

¡Una mañana increíble! Tuve mucha "conversación" interna con mamá. Corría a través de las cosas que le diría si estuviera en el agua conmigo. En mi corazón y en mi mente, sé que ella habría conquistado su miedo al agua, y hoy estoy segura de que ese habría sido el caso.

Yo flotaba alrededor de la gente sin preocuparme de lo cerca que estaban. Caí suavemente en el agua desde las escaleras, a propósito, y jugué *toypedo* bajo el agua con el resto de las mujeres de la clase. ¡Incluso fui a la zona de cinco pies y medio, agarrándome a la pared poco a poco! No puedo esperar que llegue mañana. Nací nadadora.

Agosto 5, 2004 – AM

Cuarto día de clase de natación. ¡Estoy libre de los escalones! Vi cómo la instructora demostró deslizarse y nadar en el agua con un estilo braza. Todas las mujeres se alinearon, y sin pensar, me uní a ellas, dejé caer las rodillas, doblé la cintura, y tranquilamente nadé el ancho de la piscina deslizándome y tirando de agua con un estilo braza en unos tres pies y medio de agua! Mi corazón corrió de felicidad. ¡No podía creer lo que acababa de pasar!

Vi la demostración, y me vino naturalmente. Totalmente en control – totalmente en mi Primer Círculo. La pared que me paralizaba se ha ido.

¿Me atrevo a ir al fondo con el resto de los estudiantes?

Agosto 5, 2004 – PM

Por la tarde, curiosa por el extremo profundo, seguí al resto de las mujeres aferrándose a un lado de la cubierta de la piscina. Me moví lentamente, mano sobre mano en la pared, fuimos de las aguas poco profundas a las profundidades, deteniéndome cada pocos pies para registrarme conmigo mismo. Cada vez que paraba, me di cuenta de cómo me sentía – nerviosa – un poco nerviosa – en control? Sobre todo marginalmente nerviosa, pero curiosa. ¡Entonces antes de darme cuenta, estaba en nueve pies de agua! No podía creerlo.

Me agarre a la pared en un flote de frente. Vi la profundidad y NO me gustó, pero no me asusté. Practiqué colgándome verticalmente, sin soltar a la pared. ¡Aún no podía creerlo! Me pregunto si voy a probar flotar de espalda mañana – ¡Estoy feliz!

Agosto 6, 2004 – AM

Quinto y último día de la clase. Soy la primera, junto a la piscina. ¡Patos blancos nadaban en la piscina! Me senté, observé y disfruté de la piscina y los patos. Han pasado muchas cosas esta semana, especialmente estos dos últimos días.

Después de la clase en seco, nos unimos a los patos en el agua y los asustamos con nuestra natación. Jugamos al *toypedo* y nadamos suavemente de aquí a allá en la poca profundidad. Había muchos juegos hoy en día, desde hacer pirámides bajo el agua hasta pararnos de cabeza. Los vi bajo el agua, pero no estaba lista para unirse a ellos.

Traté de entrar en un flote de espalda, pero mis intentos sólo me aterrizaron a mitad de camino sentada como en un sillón.

Estoy aprensiva y un poco asustada, pero no estoy frustrada, porque conozco la receta para el éxito. No volví a flotar hoy, pero sé que lo haré muy pronto.

Las dos horas de clase en el agua pasaron rápidamente, y llegamos al final del curso. Melon nos pidió que nos reuniésemos alrededor de los escalones de la piscina. Escuchamos palabras de inspiración, y cada una de nosotras recibimos una medalla de natación. *Wow.* Estas fueron medallas de natación ganadas y donadas por atletas. Todas estábamos conmovidas y emocionadas por la ofrenda. No podíamos creer que logramos en una semana lo que no pudimos en años de clases tradicionales de natación.

La clase terminó – tiempo para ir a casa. Hubieron abrazos y deseos de buena aventura.

Ahora somos las hermanas *Wah-Wah*. Sí, suena gracioso, pero el nombre tiene un significado, muy significativo: una hermandad unida por el intercambio de pensamientos sobre el miedo al agua y los pasos que se toman para conquistar lo mismo.

Estoy llena de alegría tranquila.

Después de un almuerzo rápido, entré en mi auto y me dirigí a la Interestatal-4. Mi cabeza zumbaba. En un estado de euforia completa – Quizás el Quinto Circulo (se puede pasar a un Quinto Círculo si llegas a una euforia). El tiempo de viaje entre Orlando y Brandon fue corto mientras meditaba cómo una semana de clase MSA arrasó más de veinte años de frustración. El plan de juego será "mojarme" tan a menudo como sea posible. Tendré que estar inmersa. No puedo esperar a decírselo a la familia.

Septiembre 13, 2004 – PM

Ha pasado un mes desde el huracán Charley y un poco más de un mes desde la clase de MSA en Orlando.

Me estoy mojando al menos una vez a la semana y Beca ha sido mi observadora en el gimnasio. Le pedí que no me diera datos ni me instruyese. Le expliqué que en ese momento, no necesitaba instrucciones, solo apoyo y seguridad, una discusión crucial porque no podía ser presionada para hacer las habilidades en el agua. Ella ha sido genial.

Aparte, le pregunté a Beca cómo se sentía al verme nadar. Me explicó que verme en el agua se sentía extraño, me quería proteger. Después de todo, ella me ha conocido como una persona con fobia al agua toda su vida. Pacientemente, se sentó en el borde de la esquina de la piscina y miró mientras yo entraba lentamente en la piscina y me aclimataba.

Cada vez que entro en la piscina, me toma menos tiempo acostumbrarme al agua y empezar a nadar. Ahora puedo realizar el estilo braza. Ayer, volví a flotar varias veces y probé nadar estilo libre. Hoy intenté una navaja. Interesante... apuntando hacia el fondo de la piscina. ¡Todo esto se siente maravilloso!

Septiembre 19, 2004 – PM

Justo después del trabajo, fui a nadar con Beca en la piscina de su apartamento.

La piscina va desde tres pies de profundidad en ambos extremos a cinco pies en el medio. Nadé a través del centro varias veces, y nadé cerca de la pared, pensando que no pasaría mucho tiempo antes de yo pudiera pasar por encima del área de cinco pies lejos de la pared. No estaba nerviosa, pero no estaba lista para parar y pasar el rato en el medio. Una hora y media pasó rápido. No había demasiado cloro en el agua y tenía una temperatura perfecta.

Septiembre 24, 2004 – PM

Esta entrada abarca unos días al final de Septiembre. Jon y yo volamos a las Cataratas del Niágara, Canadá, el 24 de

Septiembre para mi cincuenta cumpleaños y por primera vez traje una trusa y gafas, preparada para agregar natación a mis vacaciones.

Todos los días, al final de nuestras visitas turísticas, fui a nadar, y Jon leyó junto a la piscina. La piscina del hotel, diferente de las de casa, tenía el suelo y las paredes cubiertas con pequeñas lozas azules – una sensación muy diferente a las piscinas de los Estados Unidos.

Desafortunadamente, unos días después del viaje, tuvimos que regresar a casa para que yo trabajara la respuesta de emergencia al segundo huracán. Ah, pero qué estimulante, nadar y practicar mis habilidades recién encontradas en la parte poco profunda de una piscina cubierta de azulejos. ¡Incluso posé para una foto flotando de espalda – una foto que no puedo encontrar ahora!

Me trae una sonrisa a los labios pensar que hace unas semanas, estaba paralizada en el agua y no podía entrar en un flote horizontal de frente. Hoy floté de espalda. La vida es buena.

Octubre 7, 2004 – PM

Fui a nadar con Beca muy tarde hoy. ¡Enseguida empecé a nadar de espalda – ujujuy!! Practiqué más entradas a la piscina de tipo cuchillos, y casi perfeccioné la entrada – se sentía bastante raro, pero también se sentía bastante encantador el momento. Estoy empezando a sacar mi cabeza del agua. ¡Gran diversión! El agua estaba un poco fría hoy.

Octubre 9, 2004 – PM

Hoy tomé una clase de Zumba en el gimnasio. Después, tuve la necesidad de ir a la piscina. ¡Por suerte para mí, tenía mi equipo de natación en el carro! No me detuve a aclimatarme al agua, sólo entré y nadé de espalda y de frente. ¡Gran día!

Octubre 16, 2004 – PM

Nadé en la piscina del gimnasio durante una hora y luego trabajé en el gimnasio. No fue una buena idea nadar dos horas de espalda y después hacer ejercicios ya que mis músculos estaban doloridos por hacer ejercicios aeróbicos acuáticos; tensa, seguía pensando en problemas en el trabajo. Tuve un par de momentos inciertos en la piscina porque traté de nadar con la cabeza fuera del agua. Lo más importante es que me calmé y continué nadando.

Nadé un poco de espalda, estilo libre, y un estilo braza modificado. Empiezo a experimentar con girar direcciones y continuar sumergiéndome de cabeza primero.

Me atreví a nadar en más de cuatro pies de profundidad sin ansiedad y nadé a través de la sección de cinco pies, de un lado de la piscina al otro.

Eso está bien. Una vez que domine el lado profundo de la piscina, ya no me preocuparé.

Practiqué tranquilamente nadando de espalda y luego nadando de frente – haciendo una inversión. Luego me "senté" en mi silla imaginaria en el agua. Imagínate cuánto más podría hacer si estuviera realmente tranquila. Comencé a añadir las fotos de las Hermanas *Wah-Wah* de la clase

Agosto a mi diario. Una forma sencilla de mantenerme conectada me hizo sonreír.

Octubre 24, 2004 – PM

Hoy fui al gimnasio a nadar, vacilante acerca de ir desde que tuve una sesión estresante en la piscina la semana pasada debido al trabajo y pensando en Zack, desplegado en Irak con el ejército.

Me dije a mí misma que no me empujaría hoy. Me iba al agua, y si me pareciera divertido, sólo practicaría.

Después de un tiempo, en el agua, me sentí tranquila y olvidé lo que me había dicho a mí misma. Empecé a experimentar, nadar con las manos en la cara, luego en las caderas y la cabeza. Luego, puse mis manos abajo delante, a un lado... y por primera vez, ¡empecé a nadar de lado!

No era la forma perfecta, y sin embargo nadé de lado varias veces. Mi siguiente experimento incluyó ir de estar sentada a flotar, y volver a nadar en un movimiento continuo, ¡bastante emocionante! La próxima vez que nade, marcarán tres meses desde mi clase de Agosto *First Step*.

Octubre 28, 2004 – PM

Hoy fui al gimnasio con mi amiga María. Practiqué todas las habilidades que conozco hasta la fecha. Aquí hay una gran ventaja: aprendí a nadar *doggie paddle* – como una cachorrita – hilarante. Lástima que estábamos nadando al aire libre, sino dentro y en aguas turbias. Apenas podía ver delante de mi cara.

Noviembre 13, 2004 – PM

Hoy es nuestro veintiocho aniversario de bodas y muy difícil de ir a la piscina después de tantos días; no ayuda que la piscina esta fría. Sin embargo, cuando entré en "las aguas", como decía mi mamá, comencé mi rutina.

La piscina del gimnasio tiene unos quince pies de ancho y veintinueve pies de largo. La profundidad va de tres y medio a unos cinco pies. En el extremo profundo, el agua me queda a mi barbilla. Hasta ahora, nunca había entrado en el extremo profundo de una piscina mientras realizaba una habilidad de esquí ejercicio aeróbicos acuáticos (es decir, caminar en el agua), porque nunca me sentí segura.

Y sin embargo, hoy no sólo llegué a caminar por el agua hasta el extremo profundo, sino que comencé a nadar desde el centro de la piscina hasta el extremo profundo. ¡Quince veces! Estoy muy emocionada por esta mejora porque significa que puedo nadar vueltas pronto.

Beca hizo una observación hoy, señaló que parece que levanto mi cabeza del agua, esta acción interfiere con mi respiración cuando estoy tratando de nadar estilo libre. Me dijo que fingiera que tenia una galletica en mi hombro, y cuando tiro el brazo tratar de morderla. Divertido. Mañana intentaré:

- ¡El truco de la galletica!
- Nadar bajo el agua, y
- Nadar hacia los lados, y nadar de espalda y girar.

¡Experimentaré mañana!

Noviembre 11, 2004 – PM

Hoy sólo nadé durante media hora. Nadando – sí. Creo que estoy casi al ochenta porciento. La práctica de hoy incluyó experimentar con el estilo libre. No creo que esté torciéndome lo suficiente hacia los lados. Mientras saco la cabeza del agua, no estoy volteándome lo suficiente para respirar.

¡Lo siguiente que realicé – y me vino fácilmente – fui flotando de espalda y tomando un respiro, luego usando mis manos para voltear de frente!

La pasé muy bien hoy.

Noviembre 14, 2004 – PM

Hoy fui al gimnasio a una sesión con un entrenador personal. He perdido bastante peso, y me siento excelente sobre el proceso. Después, fui a la piscina. Mi objetivo para el día era estar de espalda y girar sin problemas. Lo hice! *Standing Ovation* – ¡Aplausos en pie! como diría Melon.

Observación:

Tiendo a aprender un movimiento bajo el agua primero, y luego lo aplico en la superficie. Hoy empecé a dejarme caer de lado, luego enderezado bajo el agua y flotando hacia arriba y a la superficie en mi espalda – practiqué veinte veces.

Le pedí a Beca que observara mi estilo libre, y después, me sugirió:

- Ir más rápido.
- No subir la cabeza hasta el final.
- Medir el tiempo de mis vueltas, y
- Mantener mi cara en el agua hasta que esté lista para sacar mi cabeza. Practiqué estos consejos, y tuve una gran sesión!

Noviembre 21, 2004 – PM

Otra gran sesión. Estoy nadando mejor, especialmente flotando y nadando de espalda. Me estoy volteando a mi derecha y a mi izquierda, volteando de espalda al frente... y nadando de lado. Casi puedo nadar de frente con la cabeza fuera del agua.

Nota personal:
Leer sobre el estilo libre; ¡Estoy tensando mis músculos del cuello y los hombros!

Noviembre 26-27, 2004 – PM

Hoy comenzamos nuestro fin de semana de reencuentro familiar en Pembroke Pines, al sur de Florida. ¡Qué divertido ver a todos los primos! Zack y su esposa Maegan estaban con nosotros, así como Katherine, su hermana; escuchamos muchas historias de ancestros y de familiares. La mejor diversión: nadar en la piscina climatizada por la noche bajo un cielo sin nubes con luna llena. Inolvidable.

Traté de nadar con la cabeza fuera del agua con los brazos extendidos y pateando tijeras.

La segunda noche del reencuentro, nos reunimos alrededor de la piscina, comimos las sobras del almuerzo, y nadamos un poco más. No tenia que nadar elegantemente esta noche – sólo disfrutar de mi familia y el agua. Quiero experimentar rodando de frente a espalda.

Enero 9-10, 2005 – PM

¡Feliz Año Nuevo! No hubo piscina durante unas dos semanas porque hice un viaje de negocios y visité a Zack y Maegan en Colorado. Ahora estoy de vuelta, y he hecho mejoras. Katherine, la hermana de Maegan, fue al gimnasio conmigo, y le pedí que observara, y fuera mi salvavidas; inesperadamente, bebí un poco de agua de piscina, pero no me aspaventé. ¡Divertido!

Intenté el otra brazada trasera – no sé su nombre o si lo inventé – pateando de espalda con una patada de rana y los brazos de barriendo el agua. Muy chévere.

Ayer fui a la piscina con Vicky, la mamá de Maegan y ella dio consejos:

- Estoy levantando y apuntando mi cabeza hacia arriba en lugar de para el lado. Como Beca dijo, tengo que tratar de "comer la galleta!"
- Estoy yendo demasiado rápido. Vicky dijo: –Ve despacio. No te hundirás.

Luego fuimos al extremo profundo, y ella explicó cómo pisar el agua. Traté de pisar el agua por un tiempo, sin éxito. Esta noche, en una clase de ejercicio aeróbico acuático, decidí practicar *tread water* – pisar el agua. Esta vez pateé de lado a lado. Después de la clase, nadé muy suave y lentamente; creo que casi lo tengo. ¡Llevo cuatro meses nadando!

Enero 13, 2005 – PM

Uno de mis objetivos era participar en una clase de ejercicios aeróbicos acuáticos sin estar tensa, ¡y finalmente lo logré! Me siento cada vez más cómoda en el agua. Después de clase, practiqué un poco de natación, específicamente el estilo libre.

Fui lentamente como dijo Vicky. Ahora estoy sacando mi cabeza del agua de lado, pero manteniendo la boca cerrada – ¡Estoy frustrada!

Beca dice que me estoy esforzando demasiado y que mi cabeza apenas está saliendo del agua. Necesito trabajar en medir el tiempo. Si el clima lo permite, iré a su piscina este fin de semana para que pueda verme. Jon también dice que puede ayudarme, siempre y cuando deje que me toque. Que cómico.

Es obvio que no me gusta abrir los ojos en el agua en el gimnasio porque está lleno de sólidos suspendidos. ¡Necesitan limpiar la piscina! El agua turbia me impide estar relajada y juguetona en el agua. Se siente muy bien que he recorrido un largo camino. ¡Estoy muy cerca de ser libre en el agua!

Enero 15, 2005 – PM

Fui a nadar, y durante al menos media hora, trabajé desde las aguas poco profundas hasta las profundidades de espalda, en la piscina durante una hora.

Pasé los últimos quince minutos en la piscina probando el estilo libre, y tratando de dominar la respiración. Nade con la cabeza fuera del agua.

Mis nuevas metas:

- Estilo de espalda – comenzar bajo el agua y flotar a la superficie.
- Estilo libre – ¡Respirar!
- Estilo de espalda – con la cabeza fuera del agua, nadar el ancho de la piscina, a continuación, la longitud.
- Voltear de adelante hacia atrás.

Enero 16, 2005 – PM

¡Lo hice! Esta mañana nadé estilo libre y tomé un par de respiraciones a través de la boca, y NO la nariz.

Nota personal:

Cuando mi brazo derecho pasa por debajo del centro de mi cuerpo en el agua, ¡necesito empezar a girar la cabeza hacia los lados para agarrar la galleta imaginaria! Pensé que tenía que contar con cada exhalación y brazada, para no desperdiciar aire.

Enero 17, 2005 – PM

Es encantador tomar una clase de ejercicios aeróbicos acuáticos sin miedo a caer en el agua.

Ahora disfruto mucho más de la clase. Después de la clase, nadé durante veinte minutos. Soy feliz.

Enero 22, 2005 – PM

Gran natación hoy. ¡Entre en mi circulo! Descubrí la mecánica de la respiración. Necesito exhalar justo cuando mi cabeza empiece a salir del agua. *Standing Ovation.*

Enero 30, 2005 – PM

Nadé durante quince minutos después de calentarme ejercitando mis músculos, pateando durante cinco minutos, y luego braseando durante cinco minutos. Debo tomarlo con calma porque tirar con pesas afecta mis hombros y el cuello. El estilo libre está mejorando. Hoy compré un par de libros sobre técnicas de natación. Estas son las habilidades en las que tengo que trabajar:

- Cuando mi brazo entre en el agua, tener las palma recta hacia abajo.

- Cuando mi mano está paralela a mi cadera, enfrentar el meñique hacia a la cadera y pasar hacia atrás.
- Cuando pase la cadera y ruedo de lado.

Enero 31, 2005 – PM

Fui a la piscina con Beca, y ella me observó de cerca hoy. Al realizar el estilo libre, también se llama el crol (Ah! Ese es el nombre), no estoy rodando lo suficiente, ni sacando mis brazos del agua y siguiendo alargada. ¡Al final de la hora, lo hice mucho mejor!

- ¡Empecé a patear desde la cadera, y encontré la forma finalmente!
- Estoy desarrollando un mejor golpe de brazo.
- Traté de ir de frente y rotar a mi espalda; hoy no funcionó bien.
- Empecé a nadar con los brazos extendidos, como una Súper Niña.

Febrero 1, 2005 – PM

Estoy en Orlando en una conferencia de negocios esta semana. Mi compañera de trabajo, Sue, y yo estamos en el hotel Doubletree. El mismo hotel en el que me alojé para mi primera clase de natación con Melon.

Hoy hacía más calor, y fui a poner mi dedo en el agua a las cinco de la tarde después de la conferencia para probar la temperatura. ¡Para mi sorpresa, tenía agua tibia y una piscina vacía!

Le pedí a Sue que se sentara conmigo ya que no hay un salvavidas en la piscina. Ella estuvo de acuerdo e incluso tomó un par de videos cortos. Me divertí. ¡Creo que ella también!

¡Nadé de espalda, pateando muy bien cuando me golpeé la cabeza en la pared de la piscina! No fue duro, sin embargo. Sonreí y me recuperé y no me asusté.

Necesito averiguar si me estoy quedando sin aliento cuando me estoy deslizando. Siento como si el deslizamiento es rígido. De todos modos, practiqué el estilo de braza de espalda, y lo estoy haciendo mejor. Puedo sentir que estoy girando mi cuerpo en el agua. A veces pierdo mi ritmo respiratorio, pero no importa.

Establecí mi propio juego de natación: nadar de frente a la pared, luego nadar de espalda a la otra pared. Hoy me di a la deriva a aguas más profundas, y mis pies no sentían el piso de la piscina, pero no me asusté. Me sentía muy natural. Apreté los brazos hacia abajo lateralmente para subir y luego nadé hasta las aguas poco profundas. ¡Fantástico!

Estoy Nadando.

Febrero 12, 2005 – PM

La semana pasada Beca y yo fuimos a la piscina, y tuve una experiencia increíble. Aprendí a pasar de un una flotación de frente a una de espalda como en reversa. Todo lo que necesite fue estar tranquila en mi cuerpo.

Mi aprendizaje no es unidireccional; Salto o salto pasos, y luego vuelvo a recoger, por así decirlo, la porción que falta - un gran ejemplo de aprendizaje en zigzag. Beca se sentó en la cubierta de la piscina y me observo sin decir una palabra. ¡Emocionante progresión!

Sigo practicando patadas desde mis caderas, brazos extendidos y conteniendo la respiración para que pueda concentrarme en una cosa a la vez.

Compré un *kickboard* – tabla de flotación – y empecé a usarla. Aprensiva al principio porque me recordaba a todos los años de clases de natación, pero me quite la memoria del pensamiento.

Sigo usando gafas. Me preocupa el cloro y cómo puede afectar mi vista si estoy en el agua a menudo sin protección. Puedo nadar sin gafas, pero no abro los ojos en el agua.

Aquí hay un nuevo juego: dejo que el *kickboard* flote delante de mí, y nado hasta él.

Mi siguiente paso es flotar y rodar, flotar y rodar.

P.D. Buen entrenamiento hoy – mis piernas están doloridas.

Febrero 18, 2005 – PM
¡Estoy disfrutando mucho de los ejercicios aeróbicos acuáticos! Al final de la clase, siempre floto sobre mi espalda y pateo.

Febrero 19, 2005 – PM
Hoy fui a la piscina del gimnasio. Beca y yo usamos los *kickboards* para hacer ejercicio. Ocupamos el único espacio abierto en el extremo profundo, y ahí es donde me calenté los músculos con el *kickboard*. Después, comencé mis taladros habituales: flotar de frente – rastrear de frente – rastrear lateralmente – flotar

Me volví aventurera (mientras me quedaba en mi cuerpo) y nadé con los brazos extendidos hasta el extremo profundo y luego de vuelta al extremo poco profundo con un arrastre frontal – varias veces. Finalmente, en el extremo profundo con el *kickboard* flotando frente a mí, traté de pisar el agua. No funcionó porque no estoy en mi cuerpo para hacer esto. Cuando lo esté, pisaré agua.

Febrero 22, 2005 – PM

Me sentí agotada hoy y casi no fui al gimnasio, pero fui, y a las siete de la noche entré en la piscina y comencé con mis ejercicios. Me estoy haciendo más fuerte usando el rastreo frontal. Las siguientes tres cosas son las que quiero trabajar:

- Ir continuamente desde un rastreo frontal a un arrastre posterior en la pared,
- utilizando una inversión porque esto me ayudará a recuperarme en las aguas profundas.
- Un movimiento continuo. Rodando en el agua como una foca.
- Moviendo el agua lentamente.

Febrero 26, 2005 – PM

Hoy usé el *kickboard* durante quince minutos para calentar las piernas. ¡Como me quemaron los muslos!

Nadé la longitud de la piscina, pero tuve que parar para tomar un respiro a mitad de camino. El punto es que ahora estoy cómoda en el extremo profundo. No hay duda de que nadaré la longitud de la piscina sin parar cuando estoy en mi cuerpo más y puedo sentir el agua para hacer una conexión perfecta mente-cuerpo.

Practiqué hacer una reversa – pasar de un flote de frente a un flote de espalda – de adelante hacia atrás. Es mucho más fácil para mí cambiar de un flote de espalda a un flote de frente – de atrás hacia adelante. Mi objetivo es hacer la transición sin esfuerzo.

Noto una cierta cantidad de consternación cuando no llevo gafas. Tendré que superar esto, a tiempo.

Estoy lista para tomar otra clase de natación con Melon. ¡Revisé el horario en línea, y voy a Palm Springs para una clase de Next Step!

Marzo 6, 2005 – PM

¡Palm Springs aquí vengo!

Ayer, pasé la mayor parte del día empacando para asegurarme de no olvidar todas mis cosas de natación – emocionada todo el día y muy nerviosa al salir de casa.

Este viaje placentero iba a ser diferente porque era mi siguiente paso en la natación. No iba a ver a familiares o amigos, excepto Melon mi instructora y Joan, mi hermana *Wah-Wah*. Es un poco aterrador. ¿Qué sucede si no logro con mi meta y los siguientes pasos?

Me alegro de haber incluido fotos de mis maravillosas amigas del agua a lo largo de las páginas de mi diario, para recordarme el poder de creer en mí misma.

Después de subir al avión en Dallas para la segunda etapa de mi viaje, comencé a sentirme mejor. Seguí pensando en como estar en mi Primer Circulo. Para experimentar este viaje al máximo, necesitaba mantener la calma. En el avión, me mantuve ocupada leyendo y me mantuve optimista.

Marzo 7, 2005 – PM

Primer día de la clase *Next Step*. Fue un buen día. Hay dos hombres y tres mujeres en la clase, ¡y Joan es ahora una observadora! ¡Los estudiantes vinieron de Atlanta, California y Hong Kong, que van en edades de treinta a setenta años!

Esta tarde pise mucho. Esta mañana Melón me enseñó a rodar de un flotador delantero a un flotador trasero – bastante simple una vez que dejé que mis pies se quedaran en el suelo. Estoy dentro de mi Primer Círculo. ¡*Wow*!

Experimenté con la natación paralela a la pared. ¡Abracé la pared y fui a siete pies de agua! No se sentía diferente de la zona de cinco o seis pies, y mis pies no estaban tocando el suelo. Me mudé lejos de la pared y pisé agua. No me sentía mal; de hecho, me sentí bien como si lo hubiera hecho toda mi vida. "Créelo, hazlo, y tenlo." ¡Ahora lo tengo, como Melón enseña! Me despegué de la pared en siete pies a las aguas poco profundas con mucha calma. Hoy estuvimos cuatro horas en la piscina. Mañana llevare mi *kickboard*.

Marzo 8, 2005 – AM

Tuve una noche extraña y no muy tranquila. Soñé con el *kickboard*. En este momento, me estoy dando permiso para no ir al fondo hasta que crea que es divertido.

Anoche Melón nos pidió que escribiésemos lo que el agua nos había impedido hacer, y ver la respuesta del agua, si el agua podía reaccionar a nosotros.

Here it is. In the past, my fear of water has kept me from:

- Nadar con mis niños.
- Poder sacar a nuestro hijo Zack de la piscina del vecino cuando cuando cayó durante una fiesta. Jon saltó rápidamente e inmediatamente lo sacó.
- Ir a una fiesta en la piscina sola con los niños.
- Aunque no quería esquiar, podría haber subido a los juguetes inflables más a menudo – sólo usé una balsa una vez.

- Ir a los parques de atracción acuática. Fui una vez, y no lo pude disfrutar completamente.
- Tener una escapada romántica con Jon y nadar con él.

Estoy segura de que podría enumerar más, pero mi punto final es que el agua me había impedido hacer ejercicios aeróbicos acuáticos en una piscina más grande cuando nuestro gimnasio se trasladó a un lugar diferente; con una piscina el doble de tamaño. ¿Qué me diría el Agua? "Mis propiedades físicas no cambian, simplemente no lo sabías. Puedes elegir nadar sola en una piscina si estas serena.

- Puedes nadar en playas donde no hay acción de olas, como lo hiciste en Negril, Jamaica.
- *Snorkel*, y no bucear si no quieres.
- Puedes venir a nadar conmigo, incluso cuando seas anciana y tenga problemas caminando.
- Estoy aquí para tu disfrute y tu salud. Confía en ti misma.

Cuando entré en la piscina, usé el *kickboard*, y seguí pensando en lo profundo, me tomó un tiempo calmarme. Los objetivos de hoy fueron:

- Sumergirme con los juguetes y sacar mis pies del agua.
- Practicar lo que aprendí ayer. Para pisar el agua y rodar.
- Usar el *kickboard* para ir al área de cinco pies y una vez allí ir en reverso – de frente a un flote de espalda.

Al final del día, decidí no confiar en el *kickboard*. En vez de eso, le pedí a Melon que fuera a la zona de nueve pies conmigo. No me aferre a la pared, y nadé hasta el área de cinco pies. No pude centrarme mientras nadaba a la zona menos profunda.

Después, fuimos a la escalera en el extremo profundo, y practicamos soltar la escalera flotando verticalmente. Pasamos unos diez minutos practicando, luego entré en un flote horizontal en nueve pies de agua, nadé de vuelta a la pared. Sólo me tomó una patada llegar allí.

Después de leer la información de la clase, entendí esta mañana que no tenía suficiente atención de sobra para estar en el agua - estaba fuera de mi cuerpo y muy involucrada en el establecimiento de metas.

Marzo 8, 2005 – PM

Nos sentamos en la cubierta en un semicírculo, el viento suave y seco jugando con nuestros libros de trabajo, contemplando y anticipando las habilidades para la tarde.

El tiempo de clase de la piscina pasó rápido sin avances adicionales. Cuando salimos de la piscina, el aire de la noche se sentía helado; el desierto se enfría muy rápido por la noche – estaba agradecida que había comprado una túnica en hotel hoy temprano!

Mañana quiero concentrarme pasando de un flote frontal a un flote vertical en cuatro pies y medio a cinco pies de agua.

Marzo 9, 2005 – PM

Entiendo mejor lo que significa "creerlo y tenerlo" En otras partes de mi vida, lo llamo visión. Por ejemplo, creía que podía preparar nuestra compañía para las tormentas; ¡Lo hice, y ahora lo tengo! Creé un programa de preparación empresarial.

Seguiré tomándolo con calma mientras continuo por este viaje de natación, paso a paso, ya sea que nade en aguas más profundas esta semana o no.

Anoche leí entradas de revistas antiguas y veo un denominador común: estoy feliz nadando. Una vez más, mi objetivo para hoy es practicar lo que descubrí esta semana. Nade suavemente los brazos extendidos, deteniéndome y levantando la cabeza cuando quería respirar. Si suena divertido, le pediré a Melon que vaya conmigo al fondo de la piscina.

Necesito verme nadando y visualizarme cuando estoy practicando.

Alrededor de las 11:30 am de esta mañana, todos fuimos al extremo profundo de la piscina con Melon. Como la tercera en la fila, elegí nadar desde el área de cinco a la de nueve pies paralela a la pared, y no se sentían como aguas profundas. Una vez allí, flotamos agarrándonos a la pared – perfectamente tranquila en el interior.

Melon dijo: –Si suena divertido, puedes flotar un par de metros de la esquina de la piscina.

El primer y segundo nadador se turnaron. Cuando llegó mi turno, le dije a Melon: –No quiero flotar. Quiero patear.

Me di la vuelta y me enfrenté al agua, con la espalda a la escalera, y comencé a nadar con los brazos extendidos, luego un tirón del brazo – patada, patada. Subí para tomar aire lentamente levantando suavemente la cabeza frente a mí. ¡Me dirigí a través de la piscina en nueve pies de agua!

Tenía una gran sonrisa en mi cara mientras rompía la superficie del agua, una y otra vez. Fue maravilloso. Después de la increíble travesía, decidí pasar el rato y volver al extremo poco profundo de la piscina.

Esta mañana, perfeccioné mis carrozas y transiciones. ¡Una mañana fantástica!

Salí de la piscina para el almuerzo y un merecido descanso. Mientras caminaba entre carros estacionados, un Correcaminos cruzó el estacionamiento frente a mí – con su pitido – bip-bip. ¡Un regalo perfecto!

Estoy súper feliz. Llamé a Jon, Beca, Maegan y Maxine para darles las noticias. Ahora necesito hacer mi *Homefun* y nadar más esta tarde. Amén – Amén.

Marzo 10, 2005 – AM

Nota adicional:

Anoche, todos salimos a cenar a Las Cazuelas y tuvimos un delicioso guacamole.

Esta mañana estoy en paz y veo cómo puedo ayudar a los demás mientras me ayudo a continuar este viaje. Usaré este diario para escribir mi historia y compartirla con otros. En lugar de enseñar, hablaré de vencer el miedo al agua.

Ok, ahora sobre hoy. Quiero practicar en aguas menos profundas:

- Tirarme de cuchilla – clavados – mientras estoy dentro del agua.
- Hacer clavados desde una posición sentada en la pared de la piscina – mas o menos en cinco pies de hondura.
- Dando vueltas y rodando.
- Haciendo cosas en el lado profundo de la piscina (mi corazón se acelera un poquito cuando pienso en esto).

Marzo 10, 2005 – AM

¡Buen día! Nos dieron la derecha en la piscina y comencé a rodar y nadar – completamente en casa. Más tarde en la mañana, nadé de espalda, girando a la derecha antes de llegar a la pared y volví a la otra pared de la misma manera – lo tenemos en la película!

Marzo 10, 2005 – PM

Compré una balsa flotante, y todos nos subimos a ella y jugamos cayéndonos. Empujándonos unos a otros fuera de la balsa – siempre con respeto – una gran manera de experimentar cayendo de una balsa. Joan me vio mucho por la tarde.

Aprendimos la mecánica de pararnos de cabeza en el agua; salir del agua desde el lado de la piscina – sin escalones, o escaleras. ¡Áspero! Me falta fuerza en la parte superior del cuerpo.

Además, me divertí saltando desde una posición sentada en la cubierta. Al final de la clase, todos volvimos a nueve pies de agua y a todos, excepto a dos de nosotros. No estaba lista para dar el paso.

Le pregunté a Melón si podía saltar desde cinco pies en su lugar, dada mi baja estatura. Ella asintió. Nadé hasta la escalera y salí. ¡Oh, hacía tanto frío!

En cubierta, me quedé ahí varada y no pude saltar. En vez de eso, me senté en mi toalla y me deslicé. Entonces le pregunté si podía bucear desde una posición sentada y, por supuesto, ella dijo que sí.

Una vez más, nadé a la escalera y salí – que frio.

Me senté sobre la toalla peo no pude hacer el clavado. En vez, salté de una posición sentada – lo logré dos veces. ¡La mente es una cosa graciosa!

Marzo 11, 2005 – PM

Ninguna entrada en el diario hoy porque fue la última mañana de clase, y así terminó una semana espectacular de tremendos avances. ¡Amén!

Marzo 14, 2005 – PM

Primer día en la piscina después de la clase Palm Springs y miré hacia abajo de la longitud de la piscina y no sentí mariposas en el estomago. Después del final de la clase de ejercicios aeróbicos acuáticos, nadé la longitud de la piscina varias veces.

- Patear horizontalmente y salir a respirar.
- De espalda con trazo de deslizamiento.
- De vuelta en la misma manera que el primero.
- De espalda con trazo de deslizamiento.
- Al otro lado de la piscina 4x con un estilo libre – salir del agua. No terminé la longitud de la piscina con estilo libre porque no se sentía como divertido, estaba sola.

Quiero un observador o una persona cerca cuando empiezo a nadar. Hoy nadé ochenta yardas. Mi objetivo es seiscientos pies, quince longitudes de la piscina.

Marzo 17, 2005 – PM

¡Feliz día de St. Patricio!

Bueno, como de costumbre, el estacionamiento del gimnasio estaba lleno de carros – ¡lleno! La gente entraba y salía de la tasca local, y estaba lloviendo con fuerza – un buen aguacero. Yo no quería ir a la piscina. Temía otra clase como la clase de ejercicios aeróbicos acuáticos el lunes con agua fría y una explosión completa de aire acondicionado.

Llegué a casa, y Jon dijo: –¿No hay piscina hoy?

Jon es el "ángel" en mi hombro que me mantiene en la tarea. Respondí en negativo y le di mis excusas, aunque sabía que el ejercicio es beneficioso para todo mi bienestar. Le dije a Jon que me llevara ya que no quería lidiar con la situación de estacionamiento. Cuando volví al gimnasio, los miembros se quejaban de que la piscina estaba en cien grados Fahrenheit y la cancelaron la clase. Mary, la otra dama de la clase, ya vestida, se unió a mí en la piscina.

El agua se sentía muy bien – Creo que estaba entre noventa y tres y noventa y seis grados. Nadé hasta el fondo, y practiqué la habilidad de balancearme verticalmente y respirar – genial.

Marzo 18, 2005 – PM

Casi casi todo el día. ¡Quería ir a nadar y seguí cociendo, pero a las cinco de la tarde fui a la piscina! Apuesto a que el agua estaba alrededor del los noventa grados. Comencé mi entrenamiento con el *kickboard* durante quince minutos, la longitud de la piscina.

Luego, durante quince minutos, completé un popurrí de ejercicios de balanceo y respiración, yendo de espalda y haciendo un rastreo frontal (cabeza casi en el agua), y un brazada de frente modificada.

Durante el resto de los cuarenta y cinco minutos, practiqué pasar de un flote propenso o un flote posterior continuamente pisando agua. Pisé agua durante sesenta segundos y de nuevo flotaba y repetí la secuencia tres veces.

¡Me siento bien!

Marzo 19, 2005 – PM

Una vez más, me veo atrapada en otras actividades y espero hasta el último momento posible para ir a la piscina. No lo pensé dos veces y como un autómata tomé el traje de bañó y me fui.

Nadar no es una de esas cosas que es fácil de encajar en el horario porque una está luchando con estar mojado, tener que andar alrededor con la ropa mojada, y así sucesivamente.

Por lo tanto, trato de encajar nadar en una parte del día donde me puedo duchar después y así termino con el agua por el día. El mejor de los horarios no siempre funciona.

Hoy, traje un *clicker* para hacer un seguimiento de mis vueltas. Nadé dieciséis vueltas y cumplí mi meta de doscientos metros. Necesito perfeccionar el estilo libre de natación y natación para las dieciséis vueltas - un nuevo objetivo.

En este momento, estoy pateando, golpeando, y regresando con una patada y un deslizamiento hacia atrás.

Hoy me duelen los hombros y el cuello. Practiqué quedándome en mi cuerpo y flotando de mi lado como vi a Joan haciendo una vez en Palm Springs. ¡Se siente bien!

Marzo 26, 20015 – PM

Es sábado, y hoy fui a la piscina con Beca. Bucee para extraer palitos plásticos del fondo de la piscina, en el extremo más profundo de la piscina en el gimnasio.

Hoy estoy nadando y dando vuelta para tomar aire, girando en mi espalda, y entrando en una posición de pisada de agua. Desde un flote trasero, practiqué reversiones e ir a la pared profunda. Estoy contenta con el progreso. A cuatro pies, estoy practicando estar completamente en mi cuerpo y trabajando en estilo libre. Aunque sé que no estoy nadando el estilo libre correctamente - me duelen los hombros ye el cuello.

Intento mantenerme aerodinámica.

Mañana es Pascua, y la piscina cerrará. Si hace buen tiempo, iremos a la piscina de Beca.

Marzo 27, 2005 – PM

Fuimos a la piscina de Beca – ¡Oh, qué frío! No sé cómo me metí en la piscina con forma de flor. Les mostré lo que podía hacer y quería que Beca y Jon me dieran su opinión. Quería saber cómo llevaba mi cabeza y mis piernas: ¿aerodinámica o levantaba la cabeza?

Sus observaciones eran diferentes, y sentí que quizás no estaba cumpliendo con sus expectativas, y entonces Jon dijo: –¡Has recorrido un largo camino!

¡Se sentía bien oírlo hablar de esta manera! Quería saltar en el extremo profundo - sumergirme y presumir. Bueno, todo a su debido tiempo.

Abril 1, 2005 – PM

Fui a hacer ejercicio esta mañana, y después, revisé la piscina, y se sentía caliente. Con una cierta cantidad de emoción, fui al carro y saqué mi bolsa de baño. ¡Sí, la llevo a todas partes!

Estaba tan emocionada que me lastimé el pie abriendo la puerta al entrar al gimnasio.

Me metí en la piscina, sí, fría. No entiendo por qué soy tan sensible al frío. Nadé rápido (no tranquila) para calentarme porque la clase programada comenzaría a las ocho de la mañana, y me sentí apurada, no la experiencia más relajada.

Abril 8, 2005 – PM

Salí del trabajo temprano y conseguí un par de gafas y aletas nuevas. Estas nuevas aletas son cortas y se dividen en el medio a lo largo y no pondrán mucha tensión en los tobillos.

Durante la clase de ejercicios aeróbicos acuáticos, seguí mirando el nuevo equipo, un poco ansiosa. Después de clase, nadé por un corto tiempo y probé las aletas. Es difícil salir de un flote frontal con ellas, así que me volteé de la espalda para pararme.

Cuando llegué a casa, le mostré a Jon mis nuevas aletas y le expliqué que eran duras en los pies. Las tomó en sus manos para echar un vistazo más de cerca, se acercó y sacó un inserto de plástico. ¡Me reí mucho! ¡Soy una novata! Las aletas serán definitivamente más suaves la próxima vez que las use.

Abril 10, 2005 – PM

Fui a la piscina hoy y tomé mi nuevo equipo, estoy mejorando, estoy mas a gusto con las aletas. Aún no las he usado en cinco pies de agua. Necesito que Beca me observe. Estuve en el agua durante una hora hoy.

Abril 14, 2005 – PM

Fui a la piscina al mediodía para hacer ejercicios antes de que nuestros parientes llegaran para el *baby shower* de Beca y Maegan, ¡darán a luz con un mes de diferencia! Me encontré rápidamente nadando de espaldas hacia el extremo profundo recuperándome cada pocos pies para ver cómo se sentía.

Nota personal:

Cuando llego al final más profundo, noto que estoy haciendo movimientos rápidos y espasmódicos como una ballena en una pequeña piscina. Sé que esto es porque no estoy 100% sincronizada con mi cuerpo. Todavía estoy preocupada. Ok, *Si no estoy nadando o pisando agua, ¿qué hago? ¿Cómo recojo el aliento??*

Abril 19, 2005 – PM

Fui con mi suegra a la piscina y pasé más tiempo en el extremo profundo, mejorando en permanecer en mi cuerpo. ¡Deberías ver mis vueltas! Splash-Splash. Me puse las aletas..

Mayo 1, 2005 – PM

La semana del 24 de Abril, fui a la piscina con mi cuñada Gail. Nos divertimos fingiendo que estábamos haciendo ballet acuático. Desafortunadamente, sólo estuvimos en el agua media hora entre clases de ejercicios. Hoy pasé más tiempo en el extremo más profundo, y estoy más relajada.

Cada vez es más difícil conseguir la fuerza para escribir en este diario. Hoy no me sentí muy bien. Mi pierna izquierda apretada, y me sentí incómoda yendo al fondo, pero lo hice de todos modos... Lentamente. Nadé durante cuarenta y cinco minutos. ¡No es bueno empujar a menos que tenga curiosidad! Quizás debería quedarme en las aguas poco profundas.

Mayo 2, 2015 – PM

¡Quiero convertirme en instructora de ejercicios aeróbicos acuáticos! Después de la clase de ejercicios, hablé con el instructor y le pregunté cómo podía convertirme en instructora.

Dijo: – Paga la cuota, pasas un fin de semana tomando clase, estudie mucha anatomía, y usted también puede ser una maestro.

Así que puse mi nombre en el sombrero. El único requisito era sentirme cómoda en el agua y sacar a una persona del agua si está en problemas. Por cierto, estuve en la piscina tres veces y no escribí en este diario – debo estar acostumbrada a nadar.

No quiero dejar el hábito de escribir porque este diario marca mi progreso. Nadé en el extremo más profundo. Antes de ir de la zona de cuatro pies a la zona de tres pies, ahora me quedo dentro de la zona de cuatro y cinco pies.

Nadar mi forma de estilo libre está mejorando. Es curioso, no reconocí lo rápido que uno puede moverse en el agua usando aletas. Me mareé.

Mayo 21, 2005 – PM

Me parece mentira. Estoy nadando en el extremo profundo durante largos períodos, descansando o nadando. Por supuesto, mi fondo es sólo cinco pies de profundidad.

Para resolver el dilema del agua fría, tuve que comprar un guante corporal de .5 mm. El guante corporal era otro obstáculo porque no quiero nadar en él, y sin embargo no quiero tener frío! Hoy tuve que convencerme de meterme en el agua. Estaba bien después de calentarme. Practiqué:

- *Kickboard* durante cinco a diez minutos.
- Carrera de deslizamiento hacia atrás durante otros diez minutos.

Me sorprendí a mí misma. Estaba haciendo una brazada de pecho con la cabeza apenas fuera del agua. Nadé la longitud de la piscina de esta manera, al menos una vez porque el resto del tiempo, tuve que voltear y descansar.

No importa. Empecé a trabajar en una brazada trasera — es mejor que antes porque estoy mucho más cómoda nadando de espalda. Fui al Internet para averiguar exactamente cómo hacer la entrada de la mano.

Supongo que descubrí que la brazada no es recta hacia atrás. Cuando el brazo entra en el agua, la brazada es más elíptica que recta. De todos modos, me alegro de haber ido hoy, a pesar de que no estaba completamente en mi cuerpo (calma) nadé.

Mayo 27, 2005 – PM

Ayer tuve la oportunidad de releer el artículo de la revista Swim sobre el estilo de brazada de espaldas. Lo probé hoy en la piscina — nadé ochenta yardas — no está mal. Me duele el hombro después de completar las brazadas de espalda; independientemente, disfruté de la natación.

Note personal:

- Llegar a la piscina antes, para asegúrame de que hay otras personas en la piscina - No me gusta nadar sola. La piscina está congelada.
- Necesito traer un termómetro para comprobar la

temperatura de la piscina.

Mayo 29, 2005 – PM

Fuimos a casa de Beca a nadar y a cenar temprano. Hemos tallado una pequeña porción de la piscina congestionada para nosotros. El agua era fantástica (lo que significa cálido), y me sentí muy relajada. No fui a la zona de cinco pies porque había demasiada gente en la piscina, algunas personas incluso estaban jugando al fútbol en el agua, y la pelota zumbaron sobre nuestras cabezas varias veces. Estuvimos en el agua por más de una hora. Nadé de espalda y pasé la mayor parte del tiempo, pisando agua.

Junio 11, 2005 – PM

Como puedes ver, ha pasado un par de semanas desde la última vez que visité la piscina. Anoche entendí que tenía que volver. Como siempre, cuando ha pasado más de una semana siento que si no voy a nadar, quizás pierda lo que gané. Hoy entré, y para mi gran decepción, el agua estaba súper fría. Me calenté con el *kickboard,* completé algunos brazadas de espalda, tandas de pecho y estilo libre. No me divertí, me fui después de media hora. Debo hacer algo para encontrar una piscina caliente.

Junio 18, 2005 – PM

El agua está más caliente ahora, y fui a nadar a la piscina de Beca en la tarde. Pintamos el cuarto del bebé. Quedo encantador. Es una escena de playa: la mitad inferior es una pintura de textura arenosa, y la mitad superior es azul. Pintamos de la 1-5 pm, descansado y fuimos a la piscina alrededor de las 7 pm. ¡El agua era magnífica! Aprendí a bucear desde los escalones – el segundo paso para ser más preciso. Sí, me hice un golpe en el vientre. La otra cosa que puedo hacer ahora (me tropecé con este) es una brazada de pecho muy suave sin agotarme. ¡Beca me dijo que vamos a nadar todos los días! Hoy tuve un buen día en el agua.

Junio 19, 2005 – PM

Esta es una entrada adicional para ayer. La piscina del gimnasio está siempre fría, y casi me raje de ir a la piscina ayer. En el fondo de mi mente, una piscina fría - no agradable. La experiencia de ayer fue agradable porque el agua estaba caliente. Creo que voy a congelar la membresía del gimnasio hasta el invierno. Mientras tanto, quizás puedo mostrar la administración del gimnasio de la piscina no es tan cálida como piensan.

Julio 10, 2005 – PM

Regresé de Colorado el martes 5 de julio. Xavier, nuestro primer nieto, nació el 27 de junio, un hermoso niño. Fui a la piscina con Beca el jueves, y lo pasé muy bien. Han pasado unos días desde la última vez que nadé. No estaba nerviosa, sólo alerta. Elegimos un lugar para nosotros – entramos, y sin pensar, comencé a pisar el agua en mi posición habitual sentada. El centro de la piscina tiene cinco pies de profundidad aunque los lados indiquen, cuatro pies y medio o tres pies y medio. Cautelosa de no "pararme" en el medio, nadé sobre el lugar varias veces, sin detenerme a pisar. Mis objetivos:

- Nadar cómodamente parada, descansar, pisar en el área media de cinco pies.
- Sumergirme – sentada.

- Saltar de pie desde la cubierta. El medio paso será saltar sentada, que tiene la misma percepción de profundidad / altura que sentarme en la cubierta.

Casi fui a la piscina el viernes con Jon, pero el huracán Dennis se acercaba. Esta tarde es el tercer *baby shower* de Beca; tal vez si el tiempo se despeja, podemos ir a la piscina.

Julio 17, 2005 – PM

Fuimos a la piscina comunitaria de Beca después de terminar quitar las malezas de su jardín. Pasamos más de dos horas en el agua - muy agradable!

Le dije a Beca: –Si hubiesen menos personas, trataría de subirme a la pared desde el agua. –ella respondió, hazlo. Nadie nos esta mirando. Trátalo mamá.

Traté repetidamente, y después de unos cuantos intentos, lo logré. Entonces, le dije que quería bucear desde una posición sentada. Me levanté en cubierta.

Me decía a mi misma que lo iba hacer…y me lo volví a decir. Pero no lo hice – quizás la próxima vez.

Hablamos de lo divertido que se ve cuando los niños saltan o se sumergen.

Beca dijo: –Eso es porque a ellos lo hacen despreocupados.

–¿Entonces como lo hago?

–ella respondió… –Que no te importe.

… ¡y no me importó! Di el paso y me tiré. Buceé, e hice lo mío. Nunca imaginé que me estaría divirtiendo tanto – esta es la crema, la cereza en mi helado. Qué maravilloso esperar muchos años de diversión en el agua. Me siento como una niña.

Le conté a Beca la historia de los cien *zippers* – cremalleras, y ella tiene una gran idea sobre la portada del futuro libro: Now I Swim libro.

La historia de las cien cremalleras, se desplego cuando llegamos a Union City, y mamá comenzó a trabajar en una fábrica de bolsos junto a mi padre y mi hermana. Su trabajo era coser cremalleras en bolsos; llamado trabajo-a-pieza. En cualquier caso, al final del primer día, en el apartamento que alquilamos en Bergenline Avenue, frente al cine, le dijo a papá que no sabía si podía hacer el trabajo.

–Soy una costurera, una modista, pero este trabajo es diferente. –Ella continúo diciendo que había que cocer las cremalleras rápidamente y esperan que termines cierta cantidad cada hora.

Papa le contesto: –Marta después que hayas cocido cien cremalleras, serás una experta.

Efectivamente, mama se hizo una experta cociendo cremalleras, y después que Papa falleció, ella se gano la vida de esta forma.

¿Porque le conté esta anécdota a Beca? Porque en el fondo de mis memorias. Siempre oigo esta historia susurrada en mi oído, y sirve para ayudarme a superar obstáculos. Estoy rastreando el número de veces que nado. ¡Mi meta es cien veces!

Julio 24, 2005 – PM

Fui a la piscina con Beca y su marido. Llegué antes que ellos y fui a la piscina. Entré en la piscina usando los pasos. Por lo general, me gusta entrar y ponerme en una posición flotando sentada con mis brazos acariciando suavemente el agua justo debajo de la superficie. Seguí mi ritual hoy y luego comencé a flotar de espalda, gire, nade de lado y me relaje.

Hoy no había muchas nubes en el cielo, haciendo que el brillo del sol fuera insoportable. ¡Volví a salir y me puse mis gafas oscuras para traer un poco de alivio a mis ojos!

El objetivo de hoy: practicar el buceo desde una posición sentada – logrado varias veces – agradable.

Mi segundo gol tácito: saltar a unos cuatro pies y medio. El problema no era el agua, pero la altura percibida de mis ojos al agua.

No se me ocurrió antes, pero la altura también se puede medir desde mi cintura hasta el agua o incluso mis pies hasta el agua.

Hacia la segunda hora de nuestra estancia, Beca me preguntó si planeaba intentar entrar desde la cubierta.

Dije: –Claro. Me levanté allí, y el miedo no me paralizó, pero no podía pensar en saltar debido a la altura, lo intenté dos veces, y fue un - no. En vez de eso, me endose desde una posición sentada.

Beca dijo: –No te preocupes, mamá. No hay presión para que saltes. Sólo hazlo si quieres.

Discutimos cómo aterrizaría en el agua. Pasamos por diferentes iteraciones de "no te miraremos", pero le conté sobre el tema de la altura. ¡En poco tiempo, salté! Tenía un poco de agua en la nariz, no fue malo. Me divertí y no me lastimé. Temía aterrizar mal y lastimar mi rodilla recientemente operada. Salté un total de tres veces. ¡Qué perfecto! Jugamos más y luego nos fuimos porque nos estaba tostando el sol y teníamos hambre. La próxima vez traeré sándwiches.

Julio 25, 2006 – PM

Aunque cansada, fui a la piscina después del trabajo hoy. El agua era agradable – Beca, y yo solas flotábamos sosteniéndonos en la balsa. Nadé alrededor entusiasmada. Pasamos un tiempo libre – excelente.

Agosto 6, 2005 – PM

Hoy hace un año, participé en la clase *First Step* de Melon, días de avances emocionales. Acabo de leer mi diario. Yo había escrito, –Quiero ser libre en el agua tanto. Hoy, un año después, declaré mi libertad en aguas profundas.

Llevé a Brigitte, una amiga mía, a la clase pequeña de cuatro horas de Melon en Orlando. Nadé en el extremo profundo mientras estaban en la clase. Nadé y nadé y nadé. Nadé entre la gente, y entre la gente jugando ala pelota. Nadando de un lado a otro, pisaba el agua cuando quería parar, flotaba e incluso bucee. ¡Dulce y tranquila alegría!

Quiero ser instructora de natación. No pensé que quisiera, pero ahora sí. Quiero la satisfacción de ver a otras personas pasar por el proceso de curación.

Llamé a Jon y Beca para hacer mi declaración de libertad. ¡Qué maravilloso!

Acabo de contar cuántas veces he ido a una piscina desde Agosto 4, 2004, sesenta y ocho veces!

Nota secundaria – Melon, lista para publicar un libro de cómo vencer el miedo, celebró un concurso, y gané una clase *Next Step* y llegué a nombrar el libro: *Conquer Your Fear.*

Agosto 15, 2005 – PM

Clase *Next Step* en Orlando – Primer día de clase.

Sólo podía escaparme por dos días, y elegí el lunes y el martes. Anoche estaba inquieta. Gran anticipación, cama extraña, y no estaba con Jon.

Me recordé a mí misma: La confianza es más presencia del cuerpo.

Esta tarde olvidé por qué vine a clase, y luego se me ocurrió, simplemente vine a divertirme. Nadé durante unas dos horas. Una hora entera en cinco pies y medio de agua y luego, todos decidimos ir al extremo más profundo y allí, entre mí y las profundidades estaba la cuerda de carril. Y no la podía superar.

Necesitaba estar más horizontal en el agua.

Después, finalmente pasé por encima de la cuerda con Melon, y comencé a hiperventilar. Cambié a flotar en mi espalda, midiendo mi respiración, expira - inspira.

Continué nadando como lo hice en cinco pies y medio de agua, notando que si entraba en un flote de pecho me sentía abrumada y mi atención estaba en el fondo de la piscina en vez de conmigo en la superficie. ¿Podría ser que incluso en cinco pies de agua me siento abrumada?

Olvidé que debía divertirme. Por experiencia, supe que necesitaba flotar más hasta que me convertí una con el agua. En preparación para la tarde, me dije a mí misma que me centraría en divertirme. Trataría de volver a pasar la cuerda porque también podría ser divertido (aunque todavía no lo creo) y quiero al menos bucear en cinco pies y medio de agua, y luego hacer lo mismo en el otro extremo de la piscina.

A cualquier profundidad, quiero tratar de levantar los brazos alto para sumergir mi cuerpo completamente y sentir el agua a mi alrededor. Durante la clase de la tarde, hablamos de que la empatía es una conexión donde no sientes la tristeza de la otra persona, sino la tuya.

Necesito recordar que cuando me mantengo ocupada, no estoy totalmente en mi cuerpo. Hoy sentí miedo de tener miedo – definitivamente no me sentia "en mi cuerpo" y con calma.

En el agua, la tarde se me aceleró. No me gustan mis gafas nuevas, son como cegadores que no me dan 180 grados visión. Pasé más tiempo bajo el agua, y completamos un ejercicio de corona lejos de la piscina. En este ejercicio, estas vertical con los pies firmes en el suelo de la piscina, con el agua a nivel de la corona de la cabeza, lejos de la pared, y te levantas para que el aire se aleje lentamente.

Fui más lento desde que estaba un poco aprensiva esta tarde (todos sabemos lo que significa esto ahora). Fui a nueve pies con Melon, y hablamos de flotar verticalmente en la pared; logrado fácilmente.

Sé que la pared puede ser un hándicap y trato de no pensar en ello, manteniendo mi atención donde pertenece, con mi persona.

Al final de la clase de hoy, decidí quedarme otro día para resolver las cosas. Seguí tratando de traerme de vuelta a mi Primer Circulo desde el Segundo Círculo – mucho mejor al final del día. Estoy un poco decepcionada porque creía que era completamente libre en aguas profundas. Otra evidencia del aprendizaje en zigzag.

Vamos a recapitular: Sé que soy libre en aguas profundas sobre mi espalda, y de lado, así como la natación propensa con la cabeza fuera del agua. El siguiente paso es aprender a mantener mis pensamientos en la superficie y mantener la calma mientras nado en lo profundo, mirando el fondo de la piscina.

Agosto 16, 2005 – PM

En la clase de medio día de hoy, comencé en el agua teniendo un poco más de tiempo bajo el agua. Practicando caminar por la pared hasta que mi cabeza estaba justo debajo de la superficie del agua, saltando hacia el aire, o simplemente estando quieta.

Practiqué sentada en el fondo de la piscina y empujando fuera de la pared para nadar bajo el agua. No tuve mucho éxito porque seguía flotando en la superficie debido a mi composición corporal - tu sabes ...la adiposidad.

Me tiré de cabeza desde el área de seis pies y lo ejecuté correctamente porque me metí en mi Primer Círculo de calma cuando empecé a hiperventilar. En mi flote de espalda, podía controlar mi respiración y frecuencia cardíaca.

Después, todos fuimos al otro lado de la piscina y la escalera para jugar "la escalera mecánica", otro divertido juego de dejar que el agua te lleve a la superficie como un corcho, casi sin agarrarte de la escalera.

Floté en el fondo, y recordé una conversación que tuve con un caballero jamaiquino en el ascensor del hotel después de intercambiar placeres.

Me dijo: —Estoy bien, y Dios es bueno porque me dio ojos para ver.

Consideré el uso de mis ojos en el contexto de la natación y poder ver el fondo de la piscina; ¡Aprecio el don de la vista! En el futuro, trataré de recordar cómo este extraño me dio un regalo: me dio una nueva forma de ver el fondo de una piscina profunda.

Más tarde en la mañana, mi amiga británica Samantha y yo nos juntamos desde las posiciones sentadas desde la cubierta al unísono, ¡algo nuevo hoy! Buceo sincronizado. A menudo recordaba a Beca y cómo me decía que me despreocupara y me divirtiera.

Agosto 17, 2005 – AM

Por hoy Melon nos pidió que hiciésemos una lista de errores inocentes. Aquí está mi lista:

- Circa 1982 en una clase de YMCA – mi primera clase de natación para adultos. Todos nosotros flotando con los ojos cerrados, abrí los ojos y me asusté.

- A finales de la década de 1980 – Brandon Swim – Otra clase de natación para adultos – nadé estilo libre hacia la pared – los niños estaban saltando – me asusté – no lo intenté de nuevo.

- Esta clase – Estoy usando la cuerda para delinear una zona segura. Necesito practicar que la seguridad venga de mi interior.

Mi problema esta semana es que estoy en mi vieja rueda. Lo que significa que sea cual sea la clase en la que estaba, si miraba el fondo de la piscina me detuve.

La solución será trabajar a unos cinco pies de agua donde estoy insensificada a la profundidad e incluir más tiempo divertido. Esta mañana llevamos a cabo saltos de ballena - saltar desde el fondo de la piscina y aterrizar de cualquier manera - Qué divertido! También rodamos como focas. ¡Las fotos mías estarán en el libro de Melon!

Nota personal:

Me mareo cuando emito en mi segundo rodaje hecha
una bola. No sé cómo detectar lo que pasa, no puedo
hacerlo en tierra tampoco.

Melon nos dio consejos sobre el uso de las manos
cuando uno está planeando practicar la habilidad. Lo mezclé
todo y nadé lo que se me ocurrió. Me fui a la entrega justo
antes de la cuerda, frente a la pared salté aterrizando sobre
mis pies. Fui a la cuerda y decidí jugar con ella. Utilizándola
como juguete. Sosteniendo la cuerda, bajé coloqué mis pies
planos en el suelo y fui debajo de ella varias veces de esa
manera.

Me aburrí nadé alrededor del extremo más profundo,
miré hacia abajo y me sentí bien. Salte en tres veces en cinco
pies y medio de agua y luego rompimos para el almuerzo.
Las siguientes tres horas se dedicaron a relajarse.
Intercambié las gafas por un par diferente, tuve un buen
almuerzo rico, e incluso encontré mi café favorito con un
paseo en carro! Volví al vestíbulo del hotel y leí hasta la clase
de la tarde.

Agosto 17, 2005 – PM

Durante la parte de de la clase en la cubierta, tuvimos
una discusión estimulante sobre si alguien te acosa
verbalmente refieriendose a el miedo al agua. Si alguien te
acosa, oyelo, procésalo y olvídalo.

Para restaurar la fe, debes perdonarte por actuar asustada
o en pánico. Fuimos alrededor del círculo hablando de cosas
o acciones que nos mantuvieron a salvo en el agua todos
estos años. Mi momento más significativo de *Aha* – una

epifanía –sabiendo que había tenido miedo de renunciar a este nuevo mundo del agua.

No podía pensar en dejar de nadar porque aún no había alcanzado mi meta, y había estado trabajando tan duro.

Me salió con una voz fuerte para que todos la oyesen: –No voy a renunciar porque no quiero. Disfruto demasiado del agua.

Melon pregunto que plan tenia yo para sobrepasar este periodo. Y yo seguí explicándole que hice "amistad" con la cuerda esta mañana, desmitifique la cuerda, estoy en vía de desmitificar el piso de la piscina.

Después de la discusión, todos entramos en la piscina y jugamos al *toypedo*. Entonces, tratamos de pararnos en nuestras manos. Una y otra vez, me sumergí para recoger el toypedo, cuando una cohorte me dijo que pusiera el juguete entre mis pies y buceara por él, y pusiera mis manos en el suelo de la piscina. ¡*Wow*! ¡Funcionó!

¡Me paré de cabeza! No se parecía en nada a lo que esperaba. En tierra, si la cabeza está baja, la sangre corre hacia la cabeza. En el agua, no es lo mismo, y te sientes como un súper humano... con piernas que sobresalen del agua. Feliz y emocionada.

Así, seguí tratando de pararme en mis manos, pero después de un tiempo, me cansé y volví a la cuerda, la besé (literalmente) e hice las paces. Nadé sobre ella sin ningún problema. Melon tomó una foto como recuerdo.

¡Demasiado gracioso! Me fui feliz a casa!

Agosto 21, 2005 – PM

¡Hoy es mi día 73 en el agua! Jon y yo fuimos a la piscina para encontrarnos con Beca y Logan, nuestro segundo nieto, ahora de un mes, y tan hermoso como su primo! ¡A las 11 de la mañana, el agua estaba perfecta!

Nadé en todos los sentidos. Qué excelente no atar los límites físicos o percibidos de la piscina y puedes nadar donde quieras. Para mi sorpresa, Jon se metió en la piscina conmigo. Es un excelente nadador, pero prefiere el océano. Nadó, manteniendo su distancia de mí probablemente todavía pensando en el episodio de Orlando del año anterior.

Le sostuve las dos manos y me preguntó si quería ponerme sobre sus hombros. Sonreí y dije, hoy no. No estoy lista, pero algún día lo haré. Salió y fue a charlar con Beca.

Intenté con ponerme de cabeza y le pedí ayuda a Jon. Me mostró cómo lo hace. Le dije que agarrara mis piernas justo cuando salieran del agua. No funcionó muy bien porque sólo agarró una pierna por el tobillo. Me reí y le dije que fuera más delicado y se reía más, encontrando similitudes con el libro Grendel. Terminé de nadar, y nos fuimos a casa.

Agosto 22, 2005 – PM

Por la noche, cuando salí del edificio para ir a casa del trabajo, una breve duda pasó por mi mente. Por un momento sentí la plenitud de la vieja fobia al agua y recordé cómo era cuando me entregaba al miedo pensando que me pondría a salvo porque no estaría en el agua. Inconscientemente, sentí en mis ser la memoria, y luego la dejé ir –Supongo que esto es parte del proceso de curación.

Agosto 28, 2005 – PM

La primera vez que fui a la piscina sola – una piscina que no sea la piscina del gimnasio. El agua estaba fría a pesar de que ya eran 11 am y promete ser un día caluroso. Quizás la piscina estaba fría porque llovió todo el día ayer.

Septiembre 4, 2005 – PM

Hoy marca el día 75 en el agua. *Ah*, la dificultad de elegir a qué piscina ir. Por meses en el extremo, la piscina en el gimnasio ha sido fría. Debido a que es una piscina interior, y con aire acondicionado. Mi primera opción fue no ir a la piscina del gimnasio. Me siento culpable porque estoy pagando la membresía y no voy al gimnasio.

De todos modos, mi otra opción fue ir a la piscina comunitaria de Beca. Decidí ir al gimnasio en su lugar, ya que está más cerca.

Para mi deleite, la temperatura de la piscina cayó en el excelente rango. La piscina estaba repleta de mujeres haciendo ejercicio o nadando. Entonces, nadé el ancho de la piscina por un tiempo hasta que la piscina se desocupara y yo podría ir a la longitud de la piscina.

Nunca deja de sorprenderme cuando estoy súper tranquila en el agua y se siente como si hubiera nadado toda mi vida. Pensando en las etapas del crecimiento en el agua, especialmente en la piscina del gimnasio, me estoy mirando desde el exterior.

Aunque no siempre he nadado de esta manera antes, no me miro a mí misma con una sensación de dificultad o trauma. Me siento como una nadadora, y mi cuerpo lo sabia – simplemente no me había dado cuenta. No estoy segura de cuántos metros nadé hoy en cuarenta y cinco minutos.

Me estire después.

Septiembre 5, 2005 – PM

Hoy fui a nadar al gimnasio, agua hermosa. Me aceleré internamente porque estoy trabajando en la respuesta del huracán Katrina. Hoy comencé la natación con un *kickboard* diez veces la longitud de la piscina. Seguido de brazada de espalda con la cabeza fuera del agua. Patear normal seis veces, espalda seis veces, y nadar de espalda seis veces. Jugué con diferentes combinaciones de brazadas y lo pasé bien.

Estoy tratando de mantener mi cabeza alineada para todos los estilos de natación – y estirar mis músculos después de mi sesión. Me sentí libre en el agua y mucho en mi cuerpo.

Septiembre 17, 2005 – PM

Hoy estuve en un *funk* – perezosa o deprimida –todo el día. Me puse mi traje de baño y entre el mi auto. Pensé que incluso si solamente iba a flotar, sería mejor no ir en absoluto.

Como un robot, sin pensar en nada, simplemente conduciendo fui al gimnasio. Cuando entré al auto, no tenía un plan, y sin embargo terminé en el gimnasio.

El agua, fría al principio, pero luego mejoró después de que empecé a calentarme.

20 yd. 3x patada con el *kickboard*.

20 yd. 3x brazada de pecho.

20 yd. 2x deslizamiento de espalda.

20 yd. 2x brazada de espalda.

20 yd. 2x brazada de pecho con patadas estilo rana.

Termine deslizándome de lado a lado.

Septiembre 18, 2005 – PM

Jon y yo fuimos a la piscina de Beca, y él leyó el periódico mientras yo nadé un popurrí durante una hora y media. ¿Adónde se fue el tiempo?

Floté totalmente relajado por primera vez. Por lo general, me siento nerviosa, y entro en la *Rueda*.

Tuve un momento de "recuerdo del pánico" (es cuando recuerdas un momento en el que entraste en pánico pero puedes permanecer en tu cuerpo). Con el control total, seguí nadando bajo el agua. Mi deslizamiento está mejorando.

No necesito ponerme como un *pretzel* – como un nudo – en la pared pensando en cada paso, o tomando un gran aliento antes de que me vaya.

Hoy Jon me mostró una patada de rana adecuada; practiqué la patada por un tiempo.

Experimenté con el estilo libre y me mareé rodando. Estoy tratando de rodar sólo a mi derecha para minimizar los mareos. Estoy levantando y saliendo del agua. Después de nadar, mi cabeza se despejó de preocupaciones.

Septiembre 24, 2005 – PM

Nadé durante unos cuarenta minutos.

Octubre 1, 2005 – PM

¡Día 80 en la piscina! Nadé en el gimnasio durante media hora, más caliente de lo habitual, hoy estoy un poco cansada.

Octubre 2, 2005 – PM

Fui a la piscina de Beca sola. El agua estaba insoportable gracias a las noches más frías! Practiqué la patada de rana. Creo que está mejorando.

Noviembre 2, 2005 – PM

Hoy fui a nadar al gimnasio con Maxine. Ha pasado un mes desde que estaba en el agua, y la incertidumbre está empezando a fluir en mi! Aunque no tenía miedo, la idea se me cruzó por la mente de que había pasado un mes. ¿Y si retrocedo? Estar en el agua con ella era divertido, y la duda desapareció – sin mariposas en el estómago - sin ansiedad.

Jugamos como bailarinas aunque no podíamos mantenernos a flote cuando sacábamos los pies al aire. ¡Es mucho más divertido ir a la piscina con otra persona!

Me preguntó si ya había ido a la playa. Sonriendo dije: – No. A veces se siente como la piscina es la playa cuando treinta mujeres entrar y empezar a salpicar.

Nos reímos y disfrutamos de la compañía mutua, especialmente cuando más mujeres se metieron en la piscina, y ella vio lo pequeña la piscina podría llegar a ser.

Noviembre 20, 2005 – PM

Ok, parece que esto está empezando a ser un patrón. Han pasado dieciocho días desde la última vez. A este ritmo, será el final del año antes de que llegue a mi visita número 100.

Tuve un buen nado. Mayormente estilo libre diez veces, brazada de espalda tres veces. Estoy muy impresionada con mi mejora. Tuve un buen tiempo sin ansiedad. Nadé un poco con las aletas.

Diciembre 3, 2005 – PM

Han pasado trece días desde que estuve en la piscina. Es difícil ponerme el traje de baño mientras pienso en el agua fría. Temo entrar en agua fría.

Sorpresa, el agua estaba excelente hoy. Nadé sin gafas, y ni siquiera me di cuenta, por supuesto, nadé con la cabeza fuera del agua. Oh, casi lo olvido: ¡Ayer me inscribí para convertirme en instructor de ejercicios aeróbicos acuáticos! Me siento fantástico acerca de esta decisión - y el objetivo! Después de que me certifiquen, puedo convertirme en instructor de natación. Jubilación ...aquí vengo.

Diciembre 5, 2005 – PM

Visita numero 85! Nade durante unos cuarenta minutos hoy. Me siento muy cómoda en el agua ahora. Estoy cada vez más asombrada. Estoy nadando estilo libre lenta y deliberadamente. Respirando y tirando con el brazo izquierdo, manteniéndome alineada. ¡Estupendo!

Cosas tan simples como la brazada de espalda, estirando mi brazo para tocar la pared con los dedos. Flotando – flotando hasta que decida pararme, y sin prestar mucha atención voy de un flote delantero a un flote trasero, y luego un flote lateral en un movimiento continuo lento – La vida es buena, y el agua era magnifica hoy.

Diciembre 10, 2005 – PM

Día ocupado en la piscina con muchas mujeres – difícil de nadar. Noté que cuando uso un gorro de baño, el agua encuentra su camino sobre mi cara más a menudo. Aprendí a mantener la boca cerrada, y si el agua entra en mi nariz y gotea por mi garganta, no pierdo la compostura.

Me esfuerzo por mantener la alineación. Observé a otro nadador, salpicando y moviéndose a través del agua con fuerza. ¿Ella patea desde las rodillas, no las caderas? En comparación, mis patadas son mínimas.

Nota personal: Prueba patadas más grandes mañana
Nade treinta y cinco minutos
Kickboard
Brazada de pecho
Tirada trasera
Estilo libre
Brazada de espalda

Diciembre 11, 2005 – PM

Nade durante cuarenta y cinco minutos, sintiéndome agotada hoy. Ayer descubrí a la señora de nuevo y la observé...pateó desde las rodillas y se quedó más horizontal en el agua.

La próxima vez que esté en la piscina veré si puedo ponerme más horizontal mientras nado el estilo libre. No entiendo cómo puedo alinear mejor mi posición. Incluso se supone que debo patear desde las rodillas – pero todo lo que leo indica patear desde la cadera.

Diciembre 12, 2005 – PM

Me divertí mucho en la clase aeróbica esta noche. Después de clase, nadé por un tiempo – muy agradable.

Diciembre 19, 2005 – PM

Ha pasado un tiempo desde que empecé este diario. No hay mucho que informar, pero esta es mi visita numero 94 en la piscina, casi 100!

Estoy en la piscina religiosamente, participando en clases de ejercicios. El viernes pasado, estábamos haciendo recostados en *noodles*, y no me sentía muy cómoda porque los zapatos actúan como flotadores y mis piernas se me iban. No usé gafas (sería una tontería). Aunque me preocupa irme de cabeza primero sin protección ocular.

Esta noche, hice un par de movimientos diferentes - nadé estilo rana (mi término) sin gafas con zapatos puestos para encontrar mi equilibrio.

Luego, al final de la clase, cerré los ojos y nadé hasta el borde de la piscina, con zapatos. Sé que esto no suena como si fuera un a gran cosa, pero para mí, es un gran problema nadar con los ojos cerrados sin recordar la primera clase de natación para adultos en la YMCA en Homestead, Florida, donde me asusté cuando abrí los ojos.

Seguiré practicando, poniendo mi cabeza en el agua con los ojos cerrados y también subiré a tomar aire y abriré los ojos. Este fin de semana, cuando fui a nadar, probé dos cosas nuevas: retrasé mi respiración y comencé poniendo mi cara en el agua (sí, con gafas). Hice tres brazadas y volví a tomar aire, no estuvo mal.

Estoy poniendo una patada más fuerte y moviéndome más rápido en el agua, sin aletas. Por diversión, al final de la sesión, me desplacé como una foca.

El Año en Revisión

03/14/05	Puedo nadar el largo de la piscina en el gimnasio.
03/19/05	Pisando agua un minuto.
04/08/05	Empecé a usar aletas.
05/21/05	Brazada de espalda mas fuerte.

05/27/05	El comienzo de la brazada de espalda.
06/18/05	Aprendí la posición adecuada para un caída de picada. Y me tire desde un segundo escalón.
07/17/05	Aprendí a subirme a la pared de la piscina y caer de picada.
07/24/05	Me zambullí en cuatro y medio pies de agua.
08/06/15	Liberación en la profundidad de la piscina.
08/15/05	Nade/pare/ nade en nueve pies de agua por una hora.
08/17/05	Me pare de cabeza – Me zambullí en cinco y medio pies de agua – Hice una caída de picada en ocho pies.
08/21/05	¡Nade con Jon!
09/05/05	Natación de vuelta.
12/02/05	Me inscribí para hacerme una instructora de ejercicio aeróbicos acuáticos.
12/19/05	Visita numero 94 a la piscina al final del año.

Enero 15, 2006 – PM

¡Feliz Año Nuevo! Visita numero 95.

Estoy tomando muchas clases de ejercicios acuáticos y sin contarlas como tiempo en la piscina. Normalmente nado de diez a quince minutos después de la clase.

Enero 22, 2006 – PM

Estoy estudiando para la clase de instructora, la veinte ocho de enero. Hoy nadé y alterné con entrenamiento de resistencia – diversión. Quiero documentar que nade sin gafas.

Enero 24, 2006 – PM

Estoy en la conferencia de la Asociación de Preparación para Emergencias de Florida con Sue. Nos alojamos en el Hotel Tradewinds en St. Beach. Hoy, a eso de las cinco de la tarde, me senté en la playa para leer material de clase, la niebla se arrastró y el sol desapareció, ¡así como así! El frente frío llegó – más tarde fuimos a dar un paseo, y apenas pudimos salir del hotel a través de la espesa niebla.

Hablamos de nadar en la piscina climatizada después de reposar el cuerpo con la nutrición muy necesaria.

Cayó la noche, y el sonido de las gaitas de duelo nos llegó mientras estábamos terminando la cena – un sonido increíblemente hermoso y misterioso. La luz del poste de la lámpara cayó sobre las dos gaitas, filtrando a través de la niebla y la música nos transportó a una tierra mágica en la humedad de la noche.

La música se detuvo, y la charla y el ruido de la gente bebiendo cerveza interrumpió el sueño despierto. Fuimos a nadar en agua tibia.

El vapor creciente mezclado con la niebla salada –. un cielo rojo flotaba detrás de las palmeras, y las gaitas jugaban – nadé.

Enero 25, 2006 – PM

Después de un largo paseo por una playa helada y ventosa, nos dedicamos a hacer ejercicios acuático y nadar en la piscina. La piscina, con forma de figura "ocho", era agradable. El área más profunda no era propicia para nadar. Use aletas durante unas cuantas vueltas – interesante como el uso de aletas hace funcionar el recto femoral. No me mareé, lo que había estado sucediendo las primeras veces desde que usé aletas.

Nota personal:
Practicar la natación en una piscina más profunda es esencial para seguir desensibilizando. No puedo esperar hasta el verano para nadar al aire libre - Voy a probar ir a Brandon Swim y Tennis Club.

Febrero 8, 2006 – PM

Anoche soñé que visité una casa con dos piscinas, una cubierta y la otra al aire libre. Ambas piscinas eran aproximadamente del mismo tamaño; ambas calentadas.

Decidí usar la piscina exterior. Me encogí cuando vi la piscina exterior llena de polillas muertas flotando, con sus alas tocando.

Empecé a limpiar la piscina con una red, y mi madre apareció advirtiéndome de no acercarme, "Ten cuidado, no te acerques."

Su figura me siguió por la piscina, sin acercarse demasiado. Seguí sacando los insectos con la red, tratando de no prestarle atención a ella. Claramente, todo lo que tenía que hacer era dar la vuelta y decirle a mamá que todo está bien, ahora nado.

No le dije nada a mamá en el sueño.

Siguió siguiéndome. En su defensa, ella no sabía que superé mi miedo; ya hacia muchos años desde su muerte.

En el sueño, no estaba ansiosa ni molesta. Bueno, quizás un poco molesta, que me digan que sea cautelosa en torno a una situación que sabía que era perfectamente segura.

Me pregunto si este sueño es sobre mi próximo paso en el agua – practicando en una piscina profunda.

Si estoy callada, oiría una voz que decía: "Todavía deberías lidiar con lo profundo."

Mi respuesta seria, –¡12 de junio! Jon y yo viajaremos a Colorado, donde tomaré otra clase de *Next Step* en Glenwood Springs.

Me asombro de la forma en que nuestros cerebros se comunican con nosotros durante el sueño. Aunque, los mensajes están ocultos en viejas dinámicas. Estoy agradecida de poder interpretar mis sueños.

Estoy en total paz.

Espero tener un sueño donde estoy nadando, mamá está mirándome, y ella está tranquila sabiendo que estoy perfectamente a salvo. Este fue el primer sueño acuático desde la clase de 2004.

Febrero 24, 2006 – PM

¡Qué emocionante! Hoy he aprobado para la prueba de instructor de ejercicios acuáticos, y pasé con un 95%!

Abril 2, 2006 – PM

Marzo el mes agitado. Hice sombra a otros instructores y mañana empiezo a someterme las clases de los martes en el gimnasio.

Abril 24, 2006 – PM

Muchos cambios en varios niveles. He estado enseñando ejercicios durante casi un mes. Ha sido divertido – mi voz no es la más fuerte, pero estoy mejorando. A principios de este mes, le escribí a Melon preguntándole cómo podía convertirme en instructora de natación.

Una cosa llevó a otra, y en lugar de que Jon viniera conmigo a Colorado, viajaré con Beca para una clase de diez días para obtener la certificación en el método de natación de Melon.

Melon me llamó y preguntó si estaba "haciendo carrera interna" por dentro porque si lo hacía, entonces no tenía el control.

Le dije que no creía que corría, sólo dando un salto cuántico. Lo veo en el ojo de mi mente y antes de que me dé cuenta, estoy viviendo mi realidad. Mi enfoque es metódico, y este proyecto es único, y para mí.

Sucedió antes, y tan seguro como el día, creo que volverá a suceder. Beca y yo escribimos un plan de negocio y nos registramos como WaterElements *Swim School* – escuela de natación.

Abril 15, 2006 – PM

Hoy es mi día numero 99 en el agua. Fuimos a Clearwater Beach hoy. Hermoso día.

Ni una nube en el cielo: temperatura perfecta de aire y agua hermosa. A pesar de la temperatura del agua tuve que entrar en el oleaje!

Nadé estilo libre y de espalda y lo pasé muy bien. Si hubiera sido más cálido, me habría quedado más tiempo.

Primera vez en la playa desde la primera clase de natación de 2004. Sentí alegría al ver a nuestro segundo nieto mientras experimentaba con la arena; apretándola entre los dedos de los pies y sus manos, un día perfecto.

Abril 22, 2006 – PM

¡No puedo creer que no haya entrado mi visita numero 100 a la piscina!

Visité la piscina desde abril 15, pero no conté los tiempos. Hoy fui a la piscina de Beca, y creo que corrí internamente.

Trabajé, no de mala manera, sentí la más pequeña de las mariposas. Me di cuenta de ellas, me reí sabiendo que estaba bien – aquí es s quería estar.

Han pasado ocho meses desde que las temperaturas nocturnas bajaron y el agua no está caliente en la piscina de Beca.

Nadé de una manera y la otra, me puse las aletas, y no me fue bien. Luego lo mezclé y me tiré al fondo, pero eso tampoco funcionó. Inmediatamente me di cuenta de que no era el agua - era la altura o profundidad a la superficie del agua - o la altura al aire.

Volví a los escalones para bucear, saltar y caer. Poco a poco me estoy moviendo más alto en los escalones de la piscina hasta que la siguiente posición será bucear desde la cubierta, sólo un pie más alto. No pude bucear hoy. Conocí los siguientes 100 pasos de práctica para superar / curar el miedo a las alturas, como lo hice para desmitificar el agua.

Encontré mi nariz, la pellizqué y caí desde una posición sentada. La sensación de flotabilidad al golpear el agua se sentía calmante.

Pasé el resto del tiempo viendo a mi familia divirtiéndose en el agua, y el bebé salpicando – salpicando lejos.

Mayo 6, 2006 – PM

Necesito marcar las veces que salto a la piscina. Hoy, diez veces saltando. Salté del estante más superficial y del estante central. Creo que voy a probar tirarme como una bala de cañón la próxima vez.

Mayo 8, 2006 – PM

Primer día en la Conferencia de Huracanes del Gobernador en Ft. Lauderdale. Me estoy quedando en un hotel con encanto con una gran piscina.

Invité a mi colega, Sue, a venir a hacer ejercicio conmigo, y nos divertimos bailando tontamente en el agua.

Para ser fiel a mi viaje, necesito volver al domingo. Los problemas familiares me mantuvieron estresada. Aunque no estaba aprensiva, no estaba del todo "ahí".

Para mantener las emociones en perspectiva, voy a usar la siguiente escala 1–20. Donde 0 es igual a cómo me sentiré cuando estoy completamente libre en el agua; 5 es igual a cómo me sentí después de la clase Orlando *Next Step*; 10 es como me sentí después de la clase de Palm Springs, y 20 es como me sentí como una hidrofóbica.

Ahora, estoy entre un 0 y un cuatro en la escala.

Ok. De vuelta al domingo. Nadé, me interrumpí emocionalmente. Cuando salté, usé la habilidad de concentración que Melon me enseñó: pensar en dónde estoy como un espíritu y concentrarme en esa parte del cuerpo. Para mí, es mi corazón.

¿Por qué la aprehensión de hoy? Mi ansiedad no era larga; sólo aparente en mi falta de entusiasmo.

Entré en la piscina y me sumergí con un 0 en la escala de emociones. Sue a la izquierda, así como el resto de la gente disfrutando de la piscina. La música de ejercicios terminó. Me quité los zapatos y nadé.

Subí a un 2 en mi escala de emociones y me sentí insegura porque estaba sola. Usando una brazada de pecho con la cabeza fuera del agua, fui propensa y me pinchó mentalmente porque pensé: pozo de agua.

Inmediatamente fui vertical, bajé la velocidad, y fui a la escalera. Jugué el juego del ascensor, subiendo y bajando. Y estaba justo allí! A solo cuatro pulgadas más profundas que la piscina comunitaria de Beca.

¿Algo de esto tiene sentido? ¡No!

Me quedé otros diez minutos, regrese al cuarto a la puesta del sol, respire profundamente largo, y me dije a mí misma que estoy conscientemente haciendo un recuerdo.

Mayo 10, 2006 – PM

Todavía en Ft. Lauderdale – un buen día, menos estresado. Me desperté esta mañana pensando que necesito practicar Tai-Chi o Yoga. Estaba apretada el otro día en la piscina - El recuerdo de nuestro hijo Zack me pesa en la mente, y me estresé. Fui a Miami esta tarde, visité a la familia, compré algunas cositas y volví sintiéndome genial. Más tarde, Sue y yo ejercitamos y nadamos como Esther Williams.

Nadé repetidamente sobre el área de seis pies sin parar. Al pensar en el último baño, veo dos posibilidades: o bien, no estaba familiarizada con la piscina, o estaba demasiado estresada.

Junio 2, 2006 – PM

¡Una semana increíble!

Beca y yo fuimos a Glenwood Springs, Colorado, para convertirnos en instructores de MSA. Invitamos a Maegan a venir con Xavier y pasar tiempo con nosotros. Beca condujo con Maegan y el bebé, y seguí en mi carro de alquiler.

¡Oh! No había considerado los caminos de montaña como un problema para mí. Para colmo, mi teléfono celular comenzó a echar humo, y tuve que tirarlo por la ventana antes de que se incendiara.

Sudaba un galón de mis manos en las carreteras de montaña, aliviada de finalmente llegar. ¿En qué estaba pensando, conduciendo, sabiendo sobre mi problema de alturas?

Llegamos al hotel que había prepagado por la semana.

Para mi consternación, la foto del Internet no se parecía en nada al hotel que reservé. Nos registramos, conseguimos las llaves y procedimos a traer las maletas. Entramos. Olía a humedad y parecía lleno de insectos.

Dije: —Niñas, no desempaquen. Nos vamos de este lugar". Tuvimos suerte de encontrar una habitación en un nuevo Holiday Inn cerca.

Un par de días después Xavier tenía una fiebre muy alta y Maegan, y yo lo llevamos al hospital durante mi almuerzo. Se fueron al día siguiente porque le diagnosticaron Mal de Altura: pobre bebé y mami.

El resto de la semana resultó ser difícil porque mientras que el método MSA es fácil, la aplicación requiere un estilo de enseñanza ajeno a mí. Me sentí vulnerable e inadecuada debido a mi falta de experiencia nadando y cualquier cosa que tenga que ver con la profesión de instructora de natación. Sin embargo, al final de la semana, personifiqué el sistema, y me certificaron – ¡Enorme hito!

Necesito sentarme y absorber. Por ahora, mi enseñanza estará en aguas poco profundas. En nuestro camino de regreso a Colorado Springs, Beca y yo decidimos tomar un camino alternativo a través de terrenos más planos y South Park.

Al no estar familiarizada con la carretera del campo, después de salir de la zona de Breckenridge en nuestro pequeño carro de alquiler, tuve que tomar una derecha afilada y hasta una inclinación de 45 grados donde lo único que nos separaba del abismo era la gravedad.

¡El pequeño carro subió mientras cantábamos Aleluya a toda voz!

Atravesamos caminos estrechos de montaña de dos vías antes de que pudiéramos llegar a lugares mas planos. Beca y yo tuvimos una cena temprana en un pequeño restaurante de pizza de South Park tratando de captar el ambiente de la caricatura de South Park y nos preguntamos cómo era el resto del lugar. Ansiosa, sabía que oscurecía temprano, y no estaba segura del tipo de caminos de montaña que teníamos por delante. Llegamos sanos y salvos a Colorado Springs.

Junio 12, 2006 – PM

Beca regreso a casa el sábado.

Ayer, estaba tan enferma como un perro y temía salir a la carretera. Una vez más, atrevida, quería volver a Glenwood Springs; teniendo en cuenta pudiera volver en tren en lugar de conducir. Yo conduje.

El viaje de regreso no fue tan desgarrador como el último, quizás porque estaba demasiado enferma para preocuparme. Me estrellé en la cama cuando llegué a la habitación del hotel, sin saber si sería capaz de unirme a la clase a la mañana siguiente.

Por la tarde, saqué suficientes ganas y fui a una clínica de día. Tenia una infección en el oído y la garganta. Me dieron antibióticos.

Junio 13, 2006 – PM

Esta mañana sólo fui a la clase en seco y volví a la habitación para descansar. A las 3 pm me sentí mejor y fui a clase. Jugué mucho en las aguas poco profundas, me puse de pie en mis manos. Todos fuimos pozo de tirarse en picado – *Wow* puedo bucear bien sin entrar en espasmos!

Allí salté delante de la escalera un par de veces en doce pies de agua. Viento y frío, me concentré en sólo practicar inmersiones en superficie. Salté verticalmente; la gente lo llama "un salto de lápiz". Tuve una buena tarde. Me siento mejor.

Junio 14, 2006 – PM

Fue un día excelente. Fuimos directamente a la zona del pozo de buceo. Empecé a saltar de la escalera y me gradué a saltos de nueve pies.

¡Entonces salté de doce pies varias veces! Hice un par de entradas rodando desde la pared de la piscina y corriendo a la piscina. ¡Practiqué nadar sin gafas, y todo lo que podía ver eran hexágonos!

Junio 15, 2006 – PM

¡Puedo hacer un voltereta en cinco pies de agua! Piénsalo. Solía tener miedo haciendo *somersaults* – volteretas

– en clases pasadas. Al revés, girando, girando. Hoy el éxito llegó con una pinza de nariz. En el pasado, siempre me negué a usar cualquier cosa que constriñera mi nariz/cara porque se sentía como si estuviera siendo sofocada.

Después de más *volteretas*, me quise parar de cabeza con las manos en el fondo de la piscina. Me mareé un par de veces.

Traté de pararme sobre mis manos primero rodando en una pelota – mi paso intermedio. Antes de eso, decidí pararme de manos saltando directamente boca abajo. Siempre hay un método alternativo. Una idea verdaderamente fundamentada hoy. Esta tarde aprendí a bucear de posiciones agachadas y de pie, sintiéndome logradas. Me siento como un atleta.

Junio 16, 2006 – PM

Es viernes. más de lo mismo. ¡Medios saltos para recoger juguetes del suelo sin un pinza nasal! *Volteretas* en las profundidades y el buceo. Hice inmersiones en la superficie de cabeza, no está mal.

Bajé por un tobogán de agua compartiendo un tubo interior con Terri, mi observadora. Grité todo el camino hacia abajo y aterricé en aguas poco profundas. ¡Mis piernas eran como fideos mojados! Casi que no podía pararme.

Nota personal:

Me mareo en los paseos acuáticos.

Hoy fue el día el más increíble de todos. ¡Salté de la tabla de un metro! Melon no pensó que saltaría. Imagínate su mirada cuando subí la escalera. Ahí estaba yo, en este tablero rebotando. Miré a mi alrededor a todos los nadadores del pozo, y Melón en el medio esperándome.

Brevemente, como un carrete de película frente a mí, me vi de niña de nueve años temerosa abordar el barco porque estaba aterrorizada de la distancia desde el muelle hasta el agua. En este instante, no sentí miedo. La película presentaba una niña diferente, en tiempo y lugar. Sonreí, grité *Kawabunga* y salté.

Entre duro en el agua, la bofetada del agua sobre mi muslo quemó. Me entregué al agua. Mi cuerpo doblado por la mitad como un *pretzel*, burbujas envolvían mi figura, subí lentamente a la superficie.

Bajo el agua vi a Melón flotando, acariciando suavemente el agua, los brazos moviéndose como ventiladores. Ella vino a mí, y nos abrazamos.

¡Puntuación Emocional 0!

Estoy libre.

Abril 8, 2007 – PM

Ha pasado casi un año, permítanme recapitular. Nuestros nietos están en el agua conmigo, y estoy encantada. ¡Les estoy enseñando a nadar! ¡Puedes creerlo! Entre enero y marzo este año, estudié duro para estar lista para enseñar la clase Safety Harbor; la misma ubicación mencionada en el artículo, que me llevó a Melón y su método de natación. Fantástico, iba a ser la primera clase que enseñé.

Justo casi un sueño imposible.

Leí el material todos los días durante una hora, y desarrollé mi manual, preparé una lista de habilidades, para poder enseñar sin perder el ritmo. Me acomodé con Melon

toda la semana – una inmersión total en sí mismo,
asegurando que estaría lista para enseñar futuras clases.

Final del Diario

SOBRE LA AUTORA

Susana Mueller, es una escritora cubanoamericana, narradora de cuentos y podcaster. Ella es la autora, creadora y anfitriona de *Cuban Stories on the Green Plantain* - A Cuban Stories Project podcast. En su faceta de escritora tiene en su haber la autoría de *Cuban Stories – Celebrating Roots*; también es coautora de *El vuelo del tocororo*, y colaboradora de *Perico El Fabuloso Burro*. Susana posee una Maestría en Administración de Continuidad de Negocios de la Universidad de Norwich, una Licenciatura en Química de la Universidad Internacional de Florida, y un Certificado de Escritura del Instituto de Literatura Infantil.

Lidera el Proyecto Bloomingdale Regional Library Life Stories Enrich (LISTEN), produciendo grabaciones de audio para escritores en Valrico, Florida. Pueden encontrar a Susana en varias redes sociales.

www.susanasbooks.com

www.facebook/susanasbooks

@susanasbooks

FOTOS ADICIONALES

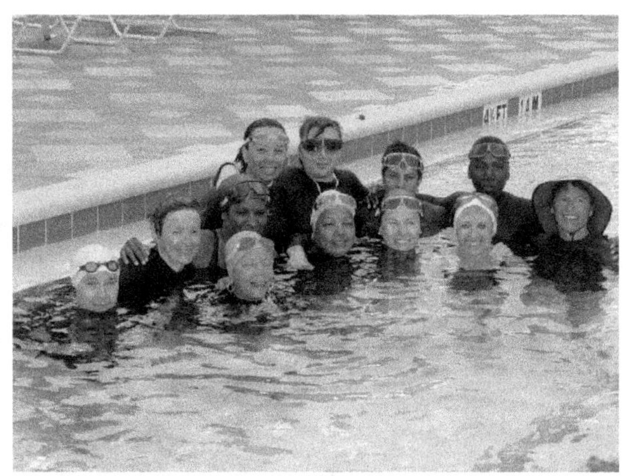

Figura 17 – LA HERMANDAD DE LAS Wah Wah

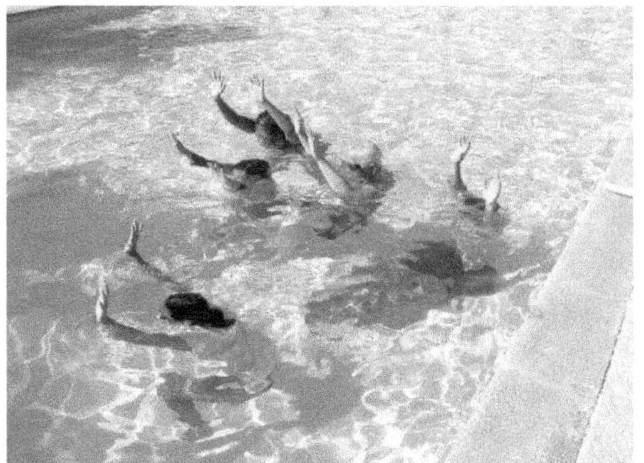

Figura 18 - AMIGOS DE CLASE SENTADOS DEBAJO DEL AGUA

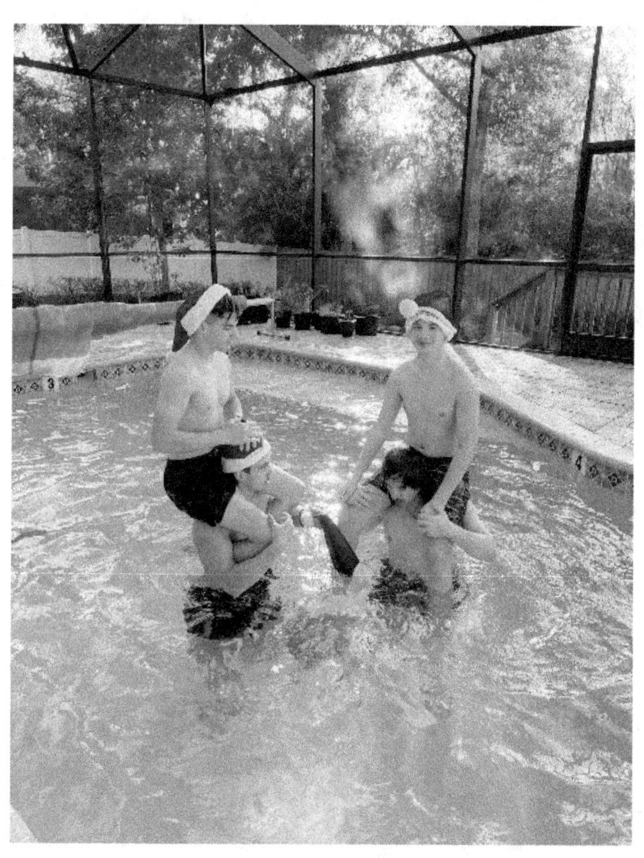

PREGUNTAS PARA CLUB DE LECTORES

Ahora Yo Nado es una colección de memorias escritas por una cubana americana. Es una historia muy personal donde se ve la transición emocional de la autora desde que inesperadamente descubre que tiene miedo al agua y a las alturas, a sanar la fobia al agua y convertirse en instructora de ejercicios acuáticos y de natación, enseñándole a nadar a las personas con miedo al agua. También se ve como el miedo a las alturas, acrofobia, disminuye a través de sanar su miedo al agua

Las siguientes preguntas compiladas de varios sitios web de clubes de lectura (ver enlaces a continuación) se pueden utilizar para discutir las historias por separado o el libro en su totalidad.

1. ¿Cuál fue su reacción inicial al libro? ¿Le atrajo inmediatamente, o le tomó algún tiempo para ser captada por la historia?
2. El libro habla de que hay un porcentaje muy alto en la población americana que tiene miedo a aguas profundas. ¿Usted cree que es posible que haya tantas personas con miedo?
3. ¿Como le pareció el segundo capítulo donde la autora habla que las fobias pueden ser heredadas y también curadas?
4. ¿Sintió que estaba leyendo una historia "verdadera"?
5. La autora vivió en tres países durante su niñez y fue expuesta a diferentes culturas. ¿En qué se diferencian las culturas y como la afectaron?
6. ¿Desea que se les haya contado las historia desde una perspectiva diferente?
7. ¿Qué pruebas enfrentó la autora?

8. ¿Aprobó de sus decisiones y su comportamiento?

9. ¿Con quién se relacionó más/menos?

10. ¿Hay alguna cita, pasaje o escena que haya encontrado particularmente convincente?

11. ¿Había partes del libro que creía que eran increíblemente únicas, fuera de lugar, provocadoras en pensamiento o perturbadoras?

12. ¿Cuáles fueron los puntos principales en la evolución emocional de la autora??

13. ¿Noto algún simbolismo?

14. ¿Qué pensó del final del libro?

15. ¿Hay algo sin resolver o ambiguo?

16. ¿Cómo se imagina la vida de la autora después de haber conquistado su miedo – seguirá tratando de conquistar su miedo a las alturas?

17. ¿Qué cambios/decisiones esperaría si el libro se convirtiera en una película?

18. ¿Qué secciones cortaría?

19. ¿A quién elegiría para interpretar a los personajes principales?

20. Si el libro ya es una película, ¿Estás contento con la representación? ¿Prefiere el libro o la película?

21. ¿Cómo se compara este libro con otros libros que ha leído?

22. ¿Le gustó más o menos que otros libros del mismo género?

23. ¿El libro es diferente de alguna manera de los libros que suele leer?

24. ¿Cómo le cambió este libro?

25. ¿Se siente diferente ahora que antes de leerlo?

26. ¿Tiene una nueva perspectiva como resultado de la lectura de este libro?

27. ¿Aprendió algo que no sabía antes?

28. ¿Ha cambiado esta lectura su actitud o comportamiento?
29. ¿Si usted tiene miedo al agua o las alturas, buscara la forma en conquistar sus miedos y sanar?
30. ¿Creen que es verdad que todos nacemos con la habilidad de nadar?

https://www.book-club-guide.com/book-club-discussion-questions.html
https://www.bustle.com/articles/167822-13-general-book-club-questions-for-any-kind-of-discussion
https://wondermomwannabe.com/book-club-questions/

¹ Una fruta de consistencia y sabor a manzana, es marrón cuando esta madura, eventualmente arrugada luciendo como un dátil.

Ahmed, A.-K. (2017, January-February). For rachnophobia, New Twist on Exposure Therapy. *Scientific Americam Mind*, p. 17.

Capizzi, C., & Devitt, J. (2008, September 10). *Brains Rely on Old and New Mechanisms to Diminish Fear, NYU and Rutgers Researchers Find.* Retrieved January 2, 2009, from http://news.rutgers.edu: http://news.rutgers.edu/medrel/news-releases/2008/09/brains-rely-on-old-a-20080904

Dash, M. (2006). *Conquer Your Fear of Water.* Bloomington, Indiana: AuthorHouse.

Hendrix, H. (1988). *Getting the Love you Want.* New York: Henry Holt.

Head, T. (2014, April 17) https://mysteriousuniverse.org/2014/04/our-fears-may-be-shaped-by-ancestral-trauma/

McLean, D. P. (2016, December 18). http://kheper.net/topics/intelligence/MacLean.htm.

National Human Genome Research Institute (2016, April) https://www.genome.gov/about-genomics/fact-sheets/Epigenomics-Fact-Sheet

Park, A. (2015, June 8)
    http://time.com/3911161/explaining-epigenetics-
    the-health-buzzword-you-need-to-know/
Sergo, P. (2013, December 2)
    "The Family Tree of Phobia: Epigenetics Explains
    How We Inherit Fear From Our Ancestors"